吃对食物

最健康

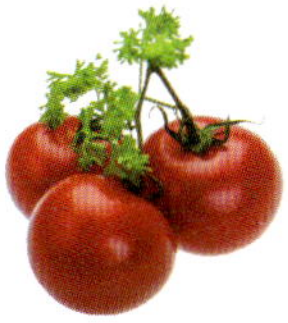

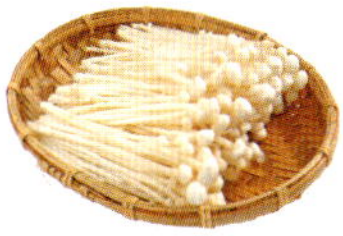

柴瑞震 主编

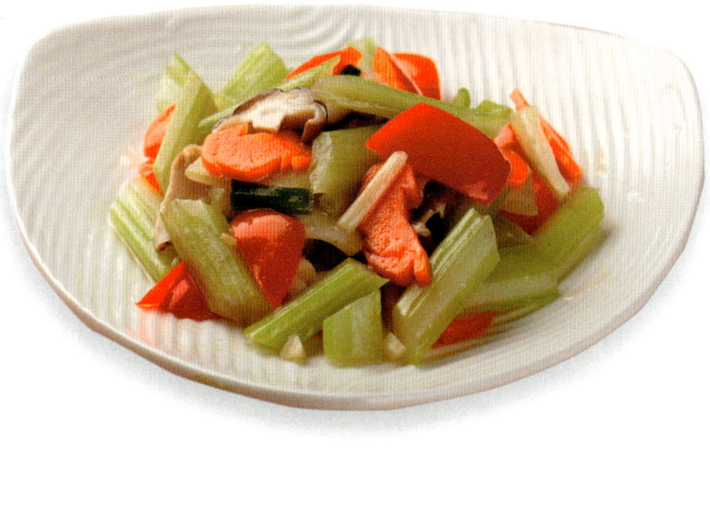

黑 龙 江 出 版 集 团
黑龙江科学技术出版社

图书在版编目（CIP）数据

吃对食物最健康 / 柴瑞震主编. --哈尔滨:黑龙江科学技术出版社，2014.7

ISBN 978-7-5388-7921-6

Ⅰ.①吃… Ⅱ.①柴… Ⅲ.①食品营养一合理营养 Ⅳ.①R151.4

中国版本图书馆CIP数据核字(2014)第170405号

吃对食物最健康

CHIDUI SHIWU ZUIJIANKANG

主　　编　柴瑞震
责任编辑　刘佳琪
封面设计　伍　丽
出　　版　黑龙江科学技术出版社
　　　　　地址：哈尔滨市南岗区建设街41号　邮编：150001
　　　　　电话：(0451)53642106　传真：(0451)53642143
　　　　　网址：www.lkcbs.cn　www.lkpub.cn
发　　行　全国新华书店
印　　刷　深圳市彩美印刷有限公司
开　　本　635 mm ×1020 mm　1/16
印　　张　8
字　　数　80千字
版　　次　2014年12月第1版　2014年12月第1次印刷
书　　号　ISBN 978-7-5388-7921-6/R·2347
定　　价　19.90元

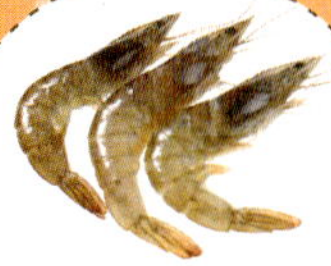
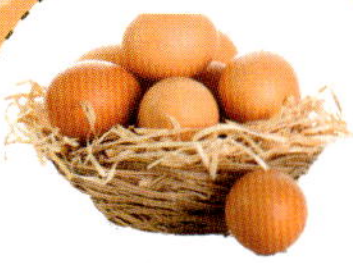
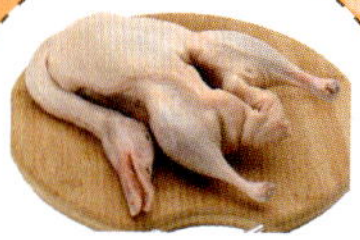

Contents 目录

Part 1 选对食物，吃出好身体

Part 2 精选常见肉禽蛋奶类食物健康吃法

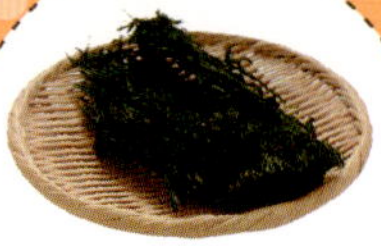
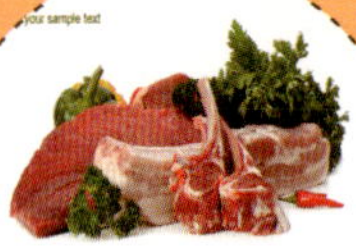
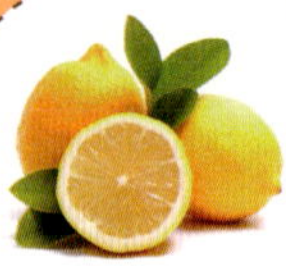

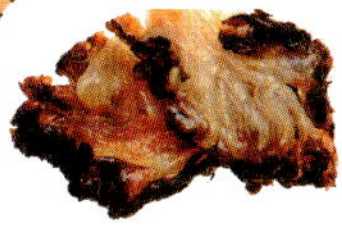
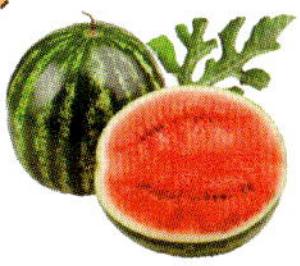
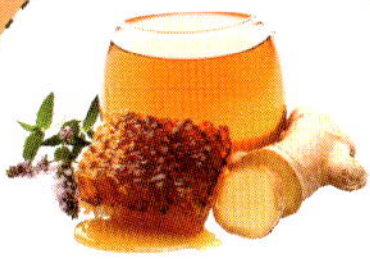

Part 3 精选常见水产类食物健康吃法

Part 4 精选常见蔬菜菌菇类食物健康吃法

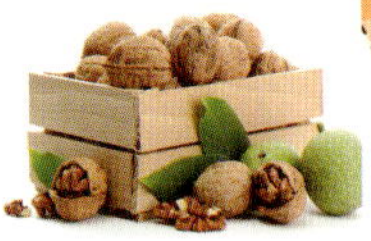
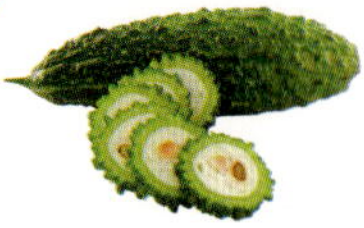
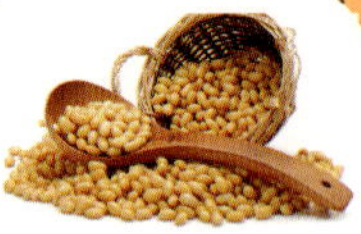

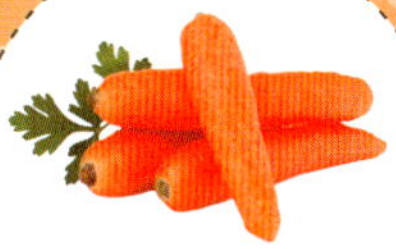
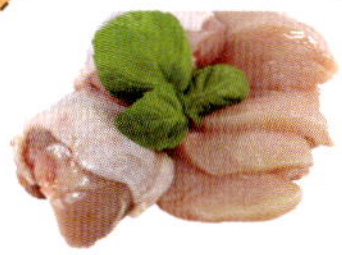
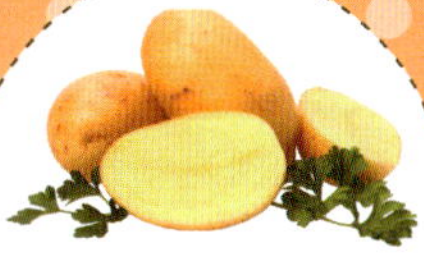

Part 5 精选常见水果干果类食物健康吃法

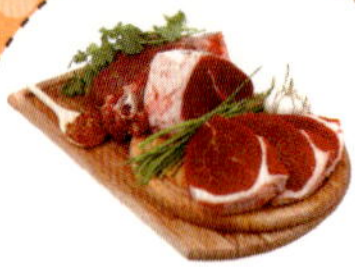

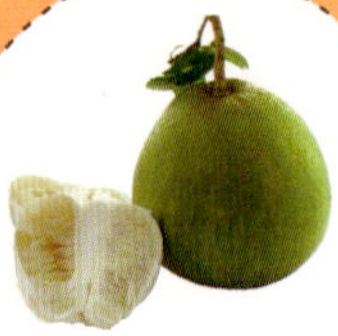

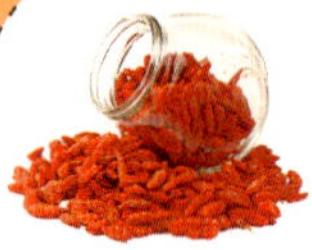

Part 6 精选常见五谷杂粮类食物健康吃法

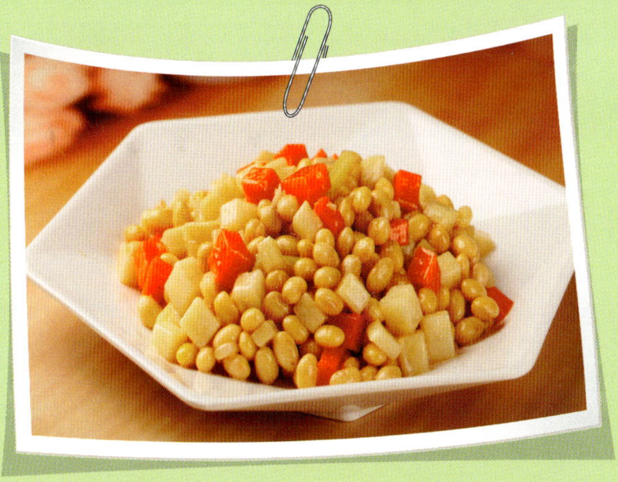

Part 1

选对食物，吃出好身体

要想吃出好身体，就得先选对食物，要想选对食物，就得先了解食物。每种食物都有其独特的功性，所含的营养素也不尽相同，本章介绍了人体所需的主要营养素，了解身体所需的营养素，从而选对食物。其次，介绍了食物的五色、五味、四性、归经及烹饪工艺，这些是食物发挥食材功效的基础。再次，介绍了不同体质的人该如何合理地选择食物，因为每个人的体质也是不尽相同的，要根据自己的体质选择适合自己的食物。最后，介绍了不同年龄段和特殊人群的人该如何选择食物，让每个人都能了解食物，从而选对食物，最终吃出好身体。

认识身体所需的主要营养素

人体所需的主要营养素主要有碳水化合物、脂肪、蛋白质、无机盐、维生素和水。前三者在体内代谢产生能量，故又称为产能营养素。

碳水化合物

碳水化合物是人体最主要的热量来源，参与许多生命活动，是细胞膜及不少组织的组成部分；维持正常的神经功能；促进脂肪、蛋白质在体内的代谢作用。主要来源于：谷物类（大米、小麦、玉米等）、薯类（土豆、红薯等）、糖类（白糖、糖果等）、干果类、香蕉、甘蔗、甜瓜、胡萝卜等。

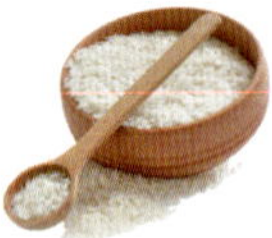
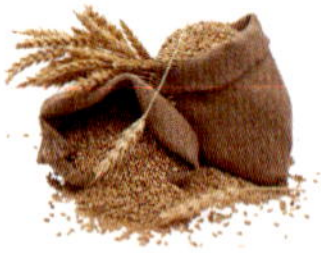
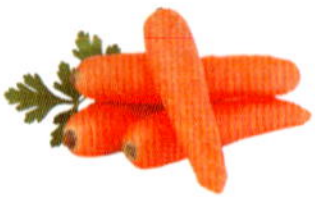
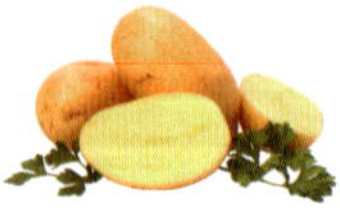
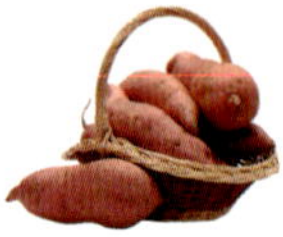

蛋白质

如果把人体比作一座建筑物，那么蛋白质就是构成这座大厦的建筑材料。人体的重要组成成分：血液、肌肉、神经、皮肤、毛发等都是由蛋白质构成的；蛋白质还参与组织的更新和修复；调节人体的生理活动，增强抵抗力；蛋白质还产能，为儿童生长发育提供能源，故又称产能营养素。主要来源于：黄豆、花生、核桃、莲子、鸡蛋、鱼类、肉类等。

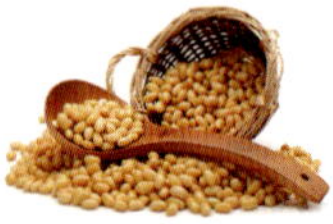
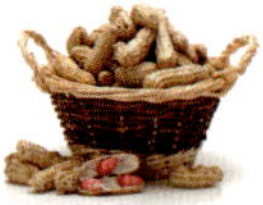
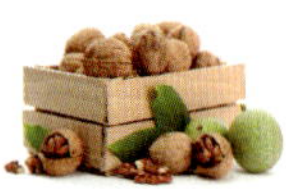
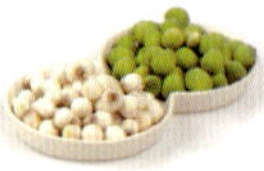
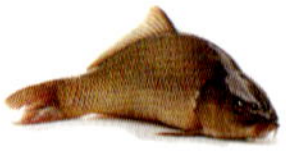

脂肪

脂肪是组成人体组织细胞的一个重要组成成分，它被人体吸收后供给热量，是同等量蛋白质或碳水化合物提供能量的2倍；脂肪还是人体内能量供应的重要的贮备形式。脂肪还有利于脂溶性维生素的吸收；维持人体正常的生理功能；体表脂肪可隔热保温，减少体热散失，支持、保护体内各种脏器，以及关节等不受损伤。主要来源于：坚果类、动物类皮肉和油炸食品等。

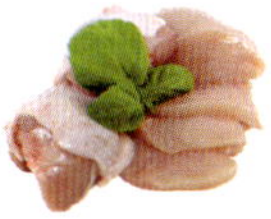
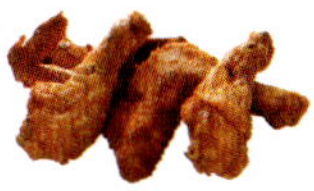
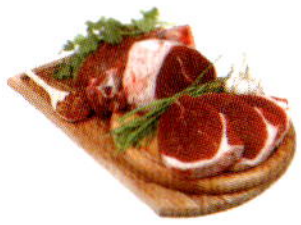
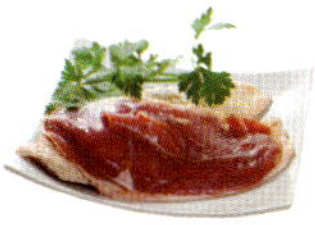
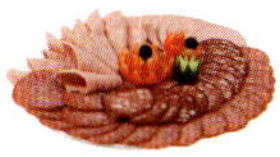

维生素

维生素是维持人体正常生理功能必需的一类化合物，它们不提供能量，也不是机体的构造成分，但膳食中绝对不可缺少维生素，若某种维生素长期缺乏或不足，即可引起代谢紊乱，以及出现病理状态而形成维生素缺乏症。主要来源于：动物肝脏、绿色蔬菜、谷物类、水果类、肉类、酵母、蛋类等。

水

水是人类和动物（包括所有生物）赖以生存的重要条件。水可以转运生命必需的各种物质及排除体内不需要的代谢产物；促进体内的一切化学反应；通过不知觉的水分蒸发及汗液分泌散发大量的热量来调节体温；关节滑液、呼吸道及胃肠道黏液均有良好的润滑作用，泪液可防止眼睛干燥，唾液有利于咽部湿润及吞咽食物。主要来源于：饮用水、茶、咖啡、饮料、汤、水果等。

无机盐

无机盐即无机化合物中的盐类，旧称矿物质，在生物细胞内一般只占鲜重的1%~1.5%，在人体中已经发现20余种，常见的有钙（Ca）、磷（P）、钾（K）、硫（S）、钠（Na）、镁（Mg），微量元素有铁（Fe）、锌（Zn）、硒（Se）、氟（F）、碘（I）等。虽然无机盐在细胞、人体中的含量很低，但是作用非常大，若注意饮食多样化，少吃动物脂肪，多吃糙米、玉米等粗粮，不要过多食用精制面粉，就能使体内的无机盐维持正常应有的水平。主要来源于：干海藻、小米、糙米、牛奶、豆类、蔬菜类、水果类、肉类等。

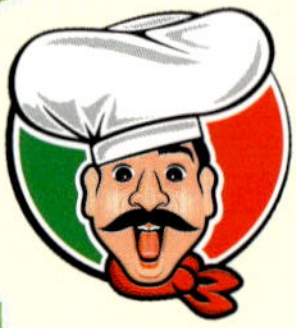

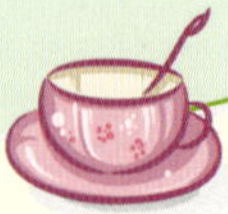

了解食物，才能选对食物

每种食物的性味、颜色、味道不尽相同，本节要介绍的是想要获得健康，就得先了解食物，只有选对食物，最终才能吃得健康。要使食物发挥最大的功效，不仅得了解食物的性能还要掌握烹饪方法。

食物的五色

食物的五色指食物的五种天然颜色，即黄、红、青、黑、白，它们分别对应人体不同的脏腑，即黄色养脾、红色养心、青色养肝、黑色养肾、白色养肺。

●黄色食物

黄色食物大多富含胡萝卜素和维生素C，这两种物质都具有抗氧化、提高免疫力、护肤美容的功效。有些黄色食物含有大量植物蛋白和不饱和脂肪酸，属于高蛋白低脂食物，非常适宜高血脂、高血压患者食用。黄色食物还含有丰富的膳食纤维，与胡萝卜素和维生素C共同发挥作用，能够很好地预防感冒和动脉硬化。

代表食材：玉米、南瓜、菠萝、木瓜、香蕉、柠檬等。

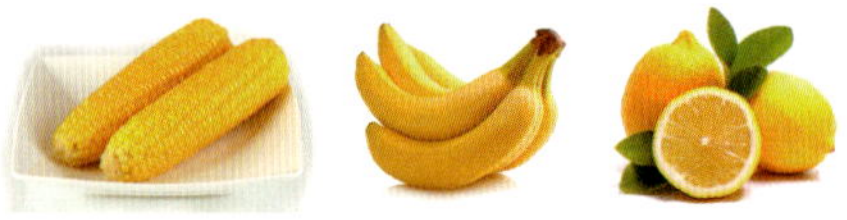

●红色食物

红色食物含有番茄红素，具有抗氧化功能，可有效地预防前列腺癌。这类食物大多含有类胡萝卜素，能清除体内自由基，抑制癌细胞形成，并可提高人体的免疫力。红色食物所含热量低，常吃能令人身体健康、体态轻盈。

代表食材：西瓜、西红柿、草莓、樱桃、山楂等。

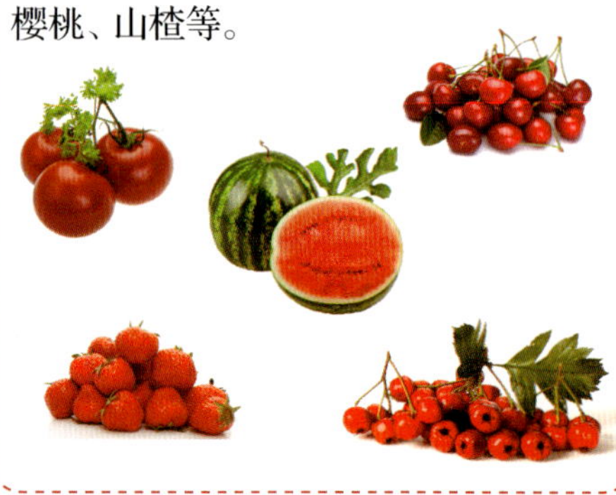

○白色食物

白色食物多富含碳水化合物、蛋白质和维生素等营养成分，可为人体提供热能。白色食物一般性平味甘，四季均可食用，比较少禁忌，尤其适合于平补。部分白色食物有安定情绪的作用，同时还能够防治高血压、预防高脂血症。

代表食材：白菜、冬瓜、白萝卜、茭白、梨、莲子等。

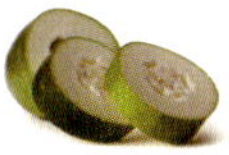
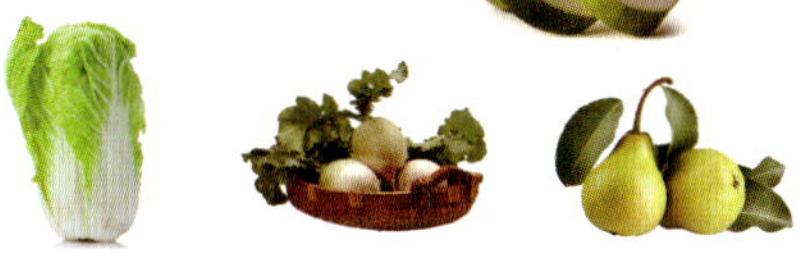

●黑色食物

黑色食物富含氨基酸和矿物质，有补肾、养血、润肺的功效。黑色食物中还含有微量元素、维生素和亚油酸等营养物质，有防治便秘、提高免疫力、美容养颜、抗衰老的作用。部分黑色水果还含有原花青素，这种物质除了能够消除眼睛疲劳，还可以增强血管弹性、清除胆固醇，是预防癌症和动脉硬化的有效成分。

代表食材：葡萄、桑葚、黑木耳、香菇、黑豆、黑芝麻等。

●绿色食物

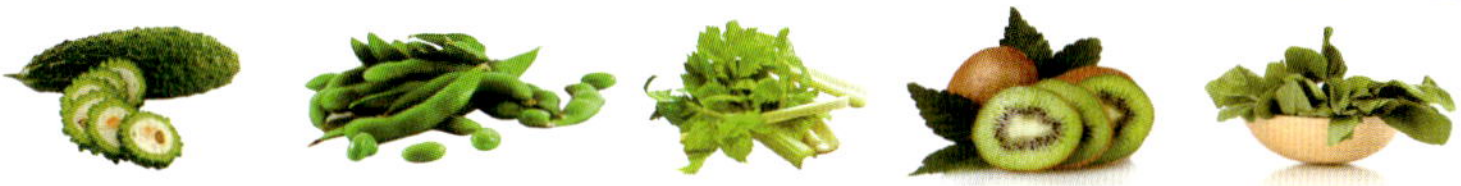

绿色食物中含有丰富的维生素、矿物质和膳食纤维，能够全面调理人体的健康。部分绿色植物含有叶黄素或玉米黄素，它们都具有很强的抗氧化作用，能使视网膜免遭损伤，从而保护视力，还可以预防白内障和色素性视网膜炎等眼部疾病。

代表食材：菠菜、生菜、芹菜、芦笋、豌豆、苦瓜、猕猴桃等。

食物的五味

食物的五味是指酸、苦、甘、辛、咸五种不同味道，不同味道的食物对人体的不同脏腑有着不同功效，酸入肝、苦入心、甘入脾、辛入肺、咸入肾。

代表食材：橙子、李子、西红柿、柠檬、草莓、葡萄、山楂、菠萝、芒果、猕猴桃等。

功效详解：此类食物有生津养阴、收敛、固涩、开胃、助消化的功效，适宜胃酸不足、皮肤干燥者食用，对虚汗、泄泻、尿频、出汗等症也有食疗作用。此外，酸味食物还能增强肝脏功能，提高身体钙、磷等矿物质的吸收。

食用禁忌：多食会引起胃肠道痉挛，或者消化功能紊乱。

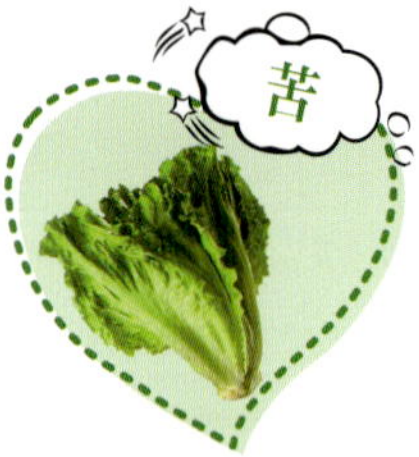

代表食材：生菜、苦瓜、苜蓿、西蓝花、白果、杏仁等。

功效详解：此类食物有清热、泻火、燥湿、降气、解毒等作用，适用于热结便秘、热盛心烦者。此外，此类食物还有利尿的作用，适合在潮湿的夏天食用。

食用禁忌：多食会引起消化不良。

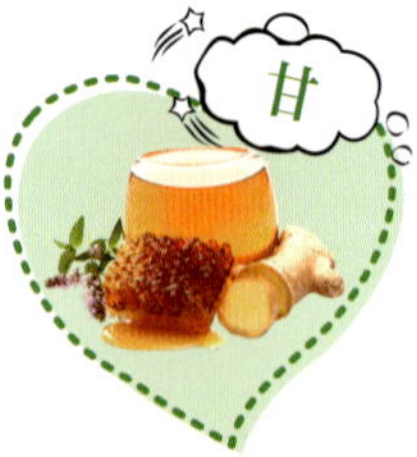

代表食材：蜂蜜、丝瓜、竹笋、土豆、胡萝卜、白菜、黄瓜、南瓜、木耳、红枣、羊奶、西瓜、腰果、花生等。

功效详解：此类食物有滋养、补虚、和中、缓急、止痛的功效，能健脾生肌、强身健体，解除肌肉紧张、解除疲劳。可用作治疗虚证。

食用禁忌：糖尿病患者应少食或忌食。

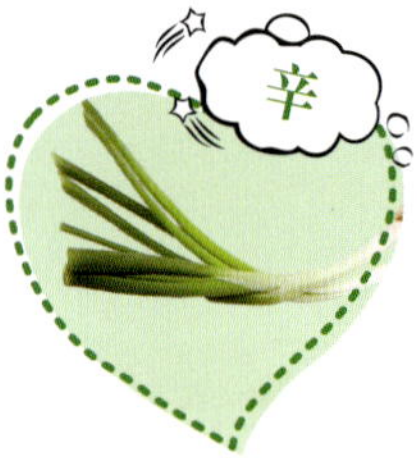

代表食材：葱、蒜、茴香、洋葱、辣椒、酒等。

功效详解：此类食物有发散、行气、行血的功效，能促进新陈代谢和血液循环，同时还能增强消化液的分泌，有助于增进食欲、促进消化。

食用禁忌：食用过多会损耗元气、伤及津液、导致上火。

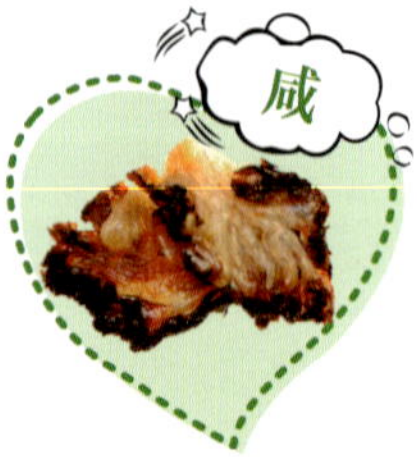

代表食材：海蜇、海带、海参、甲鱼、蛤蜊、海藻等。

功效详解：此类食物有软坚散结、泻下、消肿解毒、补肾强身的作用。部分咸味食物含碘及无机盐类，可补充身体里的矿物质，消除水肿。

食用禁忌：多食可致血液凝滞、高血压。

食物的四性

食物的四性，指食物的温、热、寒、凉四种属性。还有一类食物性质平和，称为平性食物。温性和热性食物一般都具有温里散寒的特性，适用于寒性病症。寒性和凉性药材多具有清热、泻火、解毒的作用，适用于热性病症。

凉性与寒性食物

肉类：鸭肉、兔肉、墨鱼肉、螃蟹肉、蛤蜊肉等。

菜类：菠菜、芹菜、苋菜、冬苋菜、竹笋、苦瓜等。

水果类：梨、西瓜、橙、柚、柿子等。

其他：小麦、小米、盐等。

此类食物可清热泻火和解毒，用于热证和阳证。适合以下症状者食用：面红耳赤，口干苦，喜冷饮，手足温，小便短黄，大便干结等。

温性与热性食物

肉类：狗肉、鸡肉、羊肉、胖头鱼肉、鳝鱼、海参等。

菜类：韭菜、葱、蒜、辣椒、香菜、胡椒等。

水果类：荔枝、乌梅、桃、樱桃等。

其他：红糖、糯米、栗子等。

此类食物可温阳散寒，用于寒证和阴证。适合以下症状者食用：脸色苍白，口淡、喜热饮，畏寒肢冷，小便清长，大便稀烂，舌淡等。

平性食物

肉类：猪肉、牛肉、鲤鱼肉、武昌鱼肉等。

菜类：丝瓜、木耳、白菜、荠菜、山药、银耳、土豆等。

水果类：苹果、葡萄、无花果等。

其他：大米、花生、牛奶、蜂蜜等。

此类食物多为一般营养保健之用，对热证与寒证都可配用，尤其适用于虚不受补的病人。

食物的脏腑归经

如果说四性五味确定了食物或药物的性质，那么归经就确定了食物或药物对哪个脏腑具有更明显或特殊的作用。

如肺经有病时，常有咳、喘、痰症状，杏仁能止咳平喘，说明杏仁归入肺经；肝有病时，胁痛或胁胀不适为其主要表现，用新鲜的橘皮能缓解，说明新鲜的橘皮归入肝经等。

性味相同的食物，因其归经不同，使其作用部位有别。如莲子心甘寒清热，入心经能泻心火；绿豆甘寒清热，入胃经能泻胃火。

中医常根据食物的四性五味和归经综合考虑来用药。根据病症寒热虚实的不同，当肺经有病出现咳嗽时，属寒证的，应该用麻黄、干姜温肺散寒；属热证的，应该用黄芩、桑白皮清肺泄热；属肺阴虚的，应该用百合滋补润肺虚；属肺受痰阻的，应该用葶苈子涤痰泻肺。

食物的烹饪工艺

饮食的烹调包括加热、调味等各个环节，“烹”是注意烹制火候的合理运用。“调”是调配适合食用者需要的良好滋味。所以“烹”和“调”是密不可分的两个方面，如果正确掌握和运用烹调方法，对于提高饮食的感官性状，引起食欲，促进消化吸收都具有重要作用，我国各个地区对饮食烹调有着不同的要求，因此烹调方法多种多样，下面介绍几种常用的食物烹调方法。

拌

拌菜是指将生食品或烹调食品切后加上各种调味佐料拌匀，拌菜多以酱油、醋、盐、香油、味精等作做调料，凉菜一般分生拌(如海米拌黄瓜)和热拌(如拌鸡丝、粉丝)

炒

这是最常用的一种烹调方法，锅内注油旺火烧热后，放入原料炒熟，立即出锅，由于炒菜时间短，火候急，汁水少，可以保持鲜菜的脆嫩和色泽，且营养损失较少。

烧

将油炸或蒸煮过的原料，放入配料爆锅添汤，汤煮沸后，改温火至快干时出锅即成。可分红烧和白烧，红烧加酱油和糖炒色，色深至红色。白烧不加酱油和糖，只放食盐。

炸

这是旺火多油的烹调方法，由于原料的性质和味道要求不同，炸分为清炸、干炸、软炸等多种，炸的食物具有香酥、嫩、脆的味道，但由于含油较多不易消化。

炖

一般用于片、块、丁、条等小型原料，锅内加少量油烧热后加葱、姜爆锅，放主料稍炒，加汤汁或水和调料，用温火煮熟即成。此法操作简单，有汤有菜，适宜于家庭做菜。

焖

焖是把主料先过油后炸至半熟，再加汤用文火焖至熟烂的烹制法，特点是软烂不腻。如“黄焖鸡块”“油焖大虾”。

爆

爆与炸很相似，要求急火热油，操作迅速，旺火把油烧热，立即放原料，快炒出锅，用这种烹调方法的原料都是细、薄的，并预先配好调料。爆菜可分油爆和酱爆等。

烩

烩菜是将数种小型原料掺在一起，用汤和调料制成汤菜，一般用少量油加葱、姜爆锅，再将调料和汤及原料放入锅内，旺火煮熟后，最后加入粉团汁调成浓汤汁即成。

汆

汆用于切片、丝、条或制成丸子的原料，将汤或水在旺火上煮沸，将制成的原料放锅内，加调料，经短时间滚煮即成，其特点为食物鲜嫩汤多，如汆猪肝、汆鸡片等。

煎

这是将挂糊或不挂糊的原料，放在带有少量的热油锅内煎成两面呈金黄色，煎熟即可，这称为干煎；如果加入适当配料或作料再进行蒸、焖即成为煎蒸、煎焖等。

熘

熘是将切好的生食品用调料拌渍，湿团粉挂糊再蘸匀干面，放锅内炸熟取出，锅内放少量油加葱、姜爆锅，放调料和汤汁，加湿团粉调浓汤汁淋在炸好的食物上搅匀即可。

蒸

该法不但能保持食物的鲜嫩，而且也可减少食物养料的损失，食物装在器皿中加调料和汤(或清水)，上蒸笼蒸熟，蒸制时间随原料的性质和烹调要求而有所不同。

煮

这是将原料放入大量水或汤汁中，先旺火煮沸，再温火煮烂，煮肉时，将生肉放入沸水中煮，由于肉类表面蛋白质遇热凝固，肉汤中浸出物减少，肉汤鲜味浓，而肉味鲜美。

拔丝

将食物切小块、片，用油炸熟(或煮、蒸熟)，另锅内放少量油，加糖炒至金黄色并能拔出细丝时，取锅离火，随即将炸好的食物放入糖汁中，进行颠翻，挂匀糖汁即成。

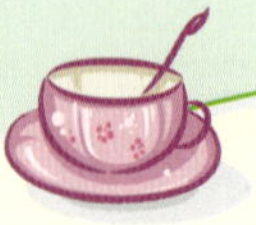

根据体质合理选择食物

每个人的体质是不尽相同的，所以就得根据每个人的体质做出合理的选择，才能对症，以达到预防和防治病痛的作用。

何谓体质

体质是指每个人因先天遗传及后天环境的交互影响而产生的具有寒、热、实、虚四种特性的身体性质。体质除了会影响一个人的生活及饮食习惯外，在人生病时也会因为体质的不同而有不同的症状。

根据自身体质选择食物

寒

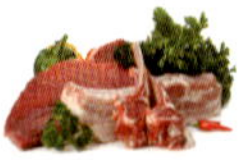
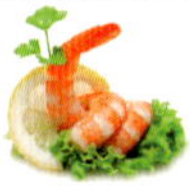
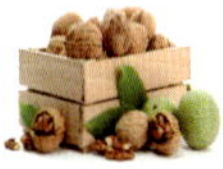
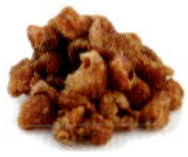

体征表现：容易怕冷畏风，有疲倦感，脸色苍白，手足易冷，容易腹泻或软便，喜欢热饮。

养生原则：温阳散寒。

常用养生食材：羊肉、狗肉、麻雀肉、核桃、桂圆、鹿肉、虾等。

热

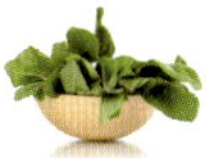
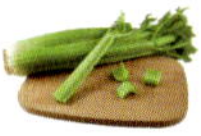
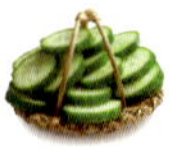
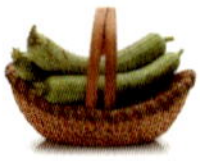

体征表现：怕热，易口干舌燥，烦躁易怒，易便秘，面色红赤，舌质红。

养生原则：泻阳火，解燥热。

常用养生食材：芹菜、菠菜、油菜、黄花菜、生菜、丝瓜、黄瓜、芦笋等。

实

（实热体质）

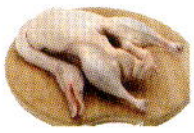
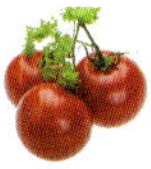
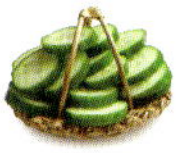
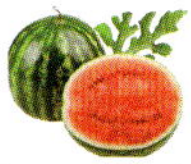

体征表现：常觉燥热、便秘、口干口苦、甚至容易口臭，呼吸音粗，讲话声音洪亮，舌苔偏厚。

养生原则：清热泻火，攻下热结。

常用养生食材：西瓜、黄瓜、丝瓜、柚子、西红柿、鸭子等。

（实寒体质）

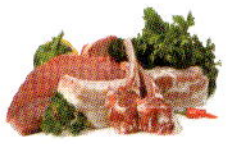
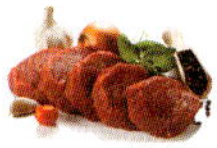
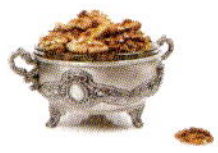
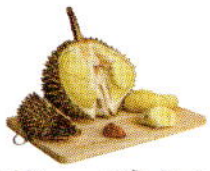

体征表现：口苦，舌苔白，四肢冷，小便清，腹痛，大便秘，脉沉弦。

养生原则：温里散寒，攻下除积。

常用养生食材：羊肉、牛肉、狗肉、核桃、芝麻、榴莲等。

（痰浊体质）

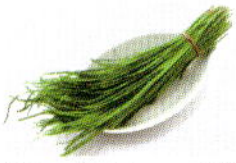
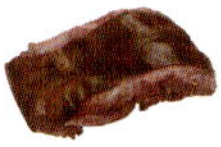
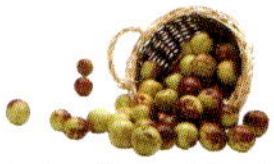
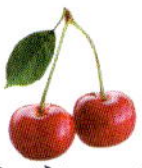

体征表现：久病不衰，眼神滞涩，面色晦暗，头眩、头痛、头重，呕恶或呕吐痰涎，噎隔。

养生原则：健脾利湿，化瘀祛痰。

常用养生食材：芥菜、韭菜、大蒜、葱、生姜、冬瓜、白萝卜、荸荠、紫菜、洋葱、大枣、扁豆、蚕豆、包菜、山药、牛肉、羊肉、狗肉、鸡肉、鲢鱼、带鱼、泥鳅、鲤鱼、鳝鱼、杏子、荔枝、柠檬、樱桃、杨梅等。

（血瘀体质）

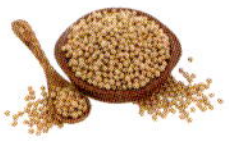
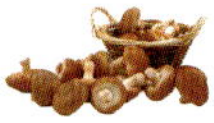
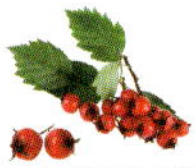
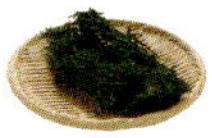

体征表现：刺痛不移，拒按，肿块，出血，唇舌爪甲紫暗，脉涩。

养生原则：活血化瘀。

常用养生食材：黑豆、黄豆、香菇、茄子、油菜、羊血、芒果、番木瓜、海藻、 海带、紫菜、白萝卜、胡萝卜、金橘、橙、柚子、桃、李子、山楂、醋、玫瑰花、绿茶、红糖、黄酒、葡萄酒等。

虚

（气虚体质）

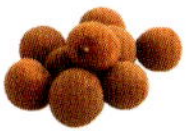 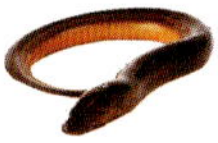 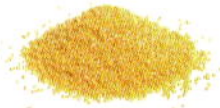 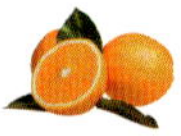

体征表现：少气懒言，面色苍白，精神萎靡、倦怠，便软，自汗畏风，抵抗力差、容易感冒。

养生原则：补气养气，脾、胃、肺、肾皆当温补。

常用养生食材：葡萄干、苹果、桂圆、橙子、白扁豆、红薯、芡实、南瓜、包菜、胡萝卜、土豆、莲藕、香菇、鸡蛋、猪肚、牛肉、羊肉、鹌鹑、鹌鹑蛋、淡水鱼、泥鳅、鳝鱼、麦芽糖、蜂蜜、糯米、小米、红枣、黄豆制品等。

（血虚体质）

 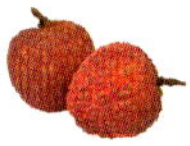 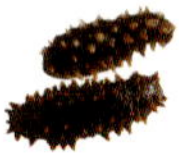 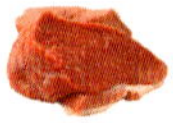

体征表现：体力差，容易头晕目眩，唇、甲、眼睑色淡，面白无华，皮肤干燥。

养生原则：健脾和胃，补肾益气，祛瘀解毒。

常用养生食材：桑葚、荔枝、松子、黑木耳、菠菜、胡萝卜、猪肉、羊肉、牛肝、羊肝、甲鱼、海参、平鱼、山药、红枣等。

（阴虚体质）

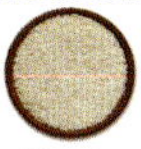 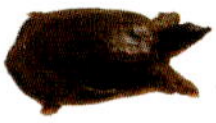 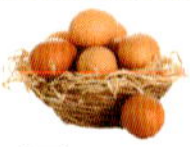 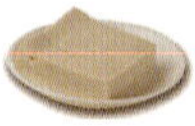

体征表现：口燥咽干，手足心热，烦热盗汗。

养生原则：补阴清热，滋养肝肾。

常用养生食材：糯米、绿豆、乌龟、海参、鲍鱼、鸭肉、鸡蛋、蜂蜜、燕窝、白木耳、豆腐、黑豆、甘蔗、梨、猪蹄、鹅肉、猪肉等。

（阳虚体质）

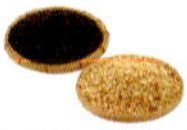 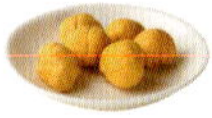 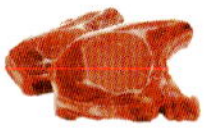 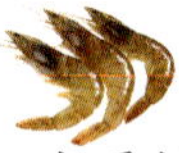

体征表现：微寒肢冷，腹泻便溏，小便清长，腹痛绵绵，喜暖喜按。

养生原则：祛阳祛寒，温补脾肾。

常用养生食材：黑豆、芝麻、荔枝、榴莲、樱桃、桂圆、板栗、红枣、核桃、韭菜、辣椒、生姜、南瓜、羊肉、牛肉、狗肉、鸡肉、虾、鳝鱼等。

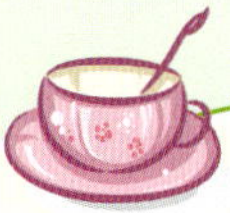

不同年龄段的人群如何选择食物

不同的年龄段，选择食用的食物、分量均不同，本节将年龄段分为0~1岁、1~3岁、3~6岁、6~12岁、12~18岁、1~40岁、40岁以后七个年龄段，针对不同的年龄段给出了不同的选择食物的建议。

0~1岁

0~1岁即婴儿期，是孩子生长发育的第一高峰期，是一生健康的基础。这个时期的婴儿应该以母乳为主，母乳中含有婴儿需要的营养素，可以促进脑细胞的发育。婴幼儿的饮食应选用营养丰富、易消化的食物，0~6个月的婴儿以母乳为主，4个月后可以添加辅食，如蛋黄、米粉。6个月婴儿饮食可以是泥糊浆类（米糊、菜泥、果泥、蛋黄泥、鱼泥等），7~9个月婴儿逐渐过渡到软固体食物（烂面条、碎菜、全蛋、肉末），10~12个月婴儿过渡到固体食物。

1~3岁

1~3岁即幼儿期，幼儿无论在体格和神经发育上还是在心理和智能发育上，都出现了新的发展。这个时期的幼儿应该多食用一些含维生素丰富的食物，尤其是含B族维生素、维生素D多的食物，如豆类、鱼类、家禽、糙米、瘦肉、蛋黄、绿叶蔬菜和新鲜的水果等。而大蒜、萝卜、生姜、韭菜可以增强幼儿的抵抗力，家长可以逐渐尝试着喂食。

3~6岁

3~6岁即学龄前期，学龄前儿童生长变化速度惊人，对认知能力有了全面的发展，社交能力也有一定的发展。这个时期的儿童饮食原则为食物多样化，以谷类为主，可以选择大米、糙米、燕麦、小麦等。多吃新鲜的蔬菜和水果，蔬菜和水果所含的营养成分并不完全相同，不能互相替代，同时还要注意蔬菜水果品种、颜色和口味的变化，引起儿童多吃蔬菜水果的兴趣，如橘子、草莓、葡萄、西瓜、桑葚、香蕉、白菜、菠菜、西红柿、韭菜等。经常吃适量的鱼、禽、蛋、瘦肉，这些食物都是优质蛋白质、脂溶性维生素和矿物质的良好来源，动物蛋白的氨基酸组成更适合人体需要，且赖氨酸含量较高，有利于补充植物蛋白中赖氨酸的不足。每天饮奶，常食用大豆及其制品，奶类是一种营养成分齐全、组成比例适宜、易消化吸收、营养价值很高的天然食品，同时是钙质的极好来源。

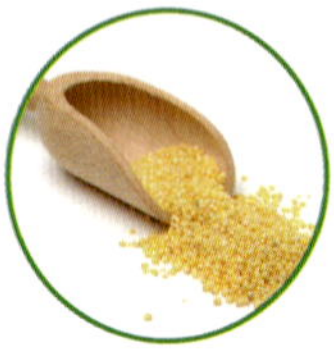
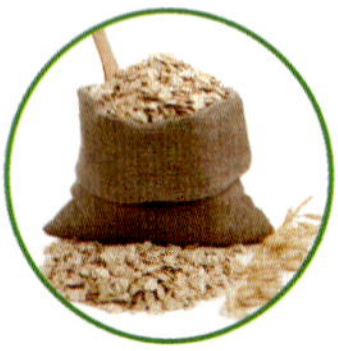
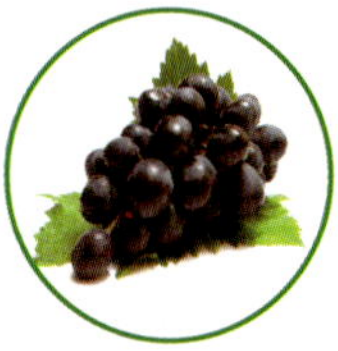
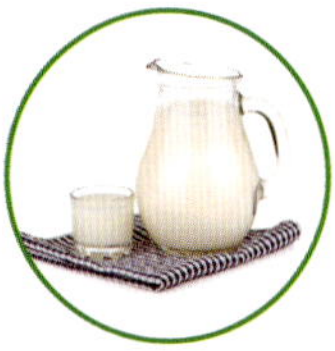

6~12岁

这个时期的儿童生长发育迅速，这个阶段儿童体力活动加大，活泼好动，而且学习任务也较重，新陈代谢旺盛，因此，对营养的要求比较高，营养供给是否全面，比例是否适宜，不仅关系到儿童生长发育和身体健康，对儿童智力发育、改善学习状况、提高学习成绩也有极为深远的影响，故选择食物非常重要。

第一类：以谷类为主，如米饭、馒头、面条、玉米、红薯等，主要供给碳水化合物、蛋白质和B族维生素。

第二类：以动物性食物为主，如肉、蛋、奶、鱼等，以供给优质蛋白及脂肪、矿物质、维生素A和B族维生素。

第三类：以豆类为主，如大豆及其制品，以供给优质蛋白质及脂肪、矿物质、膳食纤维和B族维生素。

第四类：以蔬菜、水果为主，供给维生素、无机盐、膳食纤维。

第五类：食用油和食糖，食用油应以植物油为主，以提供热能和必需脂肪酸。

12~18岁

12~18岁是儿童发育到成年的过渡时期，这是生长发育突飞猛进和性成熟阶段，学习能力、性成熟程度和劳动效率等均与营养状况关系密切。这个阶段是人体对热能和营养素需求最多的阶段，对热能和营养素不足或缺乏都非常敏感，营养不良可能会推迟生长发育，还会使身体各方面受到严重影响。因此，在选择食物以补充足够的营养上非常关键。应该注意以下几点：

青春期需要高热能及丰富的营养素，所以一日的膳食应该有主食、副食，有荤有素，做到多样化，主食除了米饭外，要多食用面制品，如面条、包子、馒头、饺子和馄饨等；还应在主食中掺食玉米、小米、荞麦、甘薯、高粱米等杂粮。除主食之外，还要有一定的动物性食品、豆制品和果蔬，其中在所有饮食构成上，绿叶蔬菜应该占一半以上，如可多食猪瘦肉、牛肉、豆腐、新鲜的蔬菜水果、牛奶、杏仁、板栗等食物。

18~40岁

这个时期的成年人膳食有着在满足机体对基本营养素要求的前提下，更注重能量需要量的特点，而食物的选择首先要考虑食物的营养价值，同时也要注重新鲜、卫生及经济。

根据成年人的生理特点，应该以五谷杂粮为主，如米饭、面食、甘薯等，主要提供能量和蛋白质。这个时期的成年人也需要补钙，可以选择牛奶、发酵乳、乳酪等奶制品，它们都含有丰富的钙质及蛋白质。而蔬菜类主要供给维生素、无机盐等，应该选择深绿色、深黄红色的蔬菜，例如：菠菜、甘蓝菜、胡萝卜、南瓜等所含的维生素、无机盐比浅色蔬菜含量丰富。鱼禽肉蛋类含有丰富的蛋白质。水果可以提供维生素，例如：橘子、橙子、木瓜、梨、香蕉等。

40岁以后

40岁以后这个时期应选择多样化的饮食，对健康有累积保护效应，有助于延缓衰老，预防营养不良，增强机体的抵抗力和组织细胞的修复能力。合理膳食的首要原则就是食物多样化。

（1）类别多样。中老年人一日的膳食中应包括5大类食物：谷类及薯类，动物性食物，豆类和坚果，水果和菌藻类，烹调油及调味品。

（2）品种多样。推荐中老年人从以上5大类的每一类食物中尽量选用多种食物，尽量制作含有多种食物的菜肴或膳食。如八宝粥、水饺、春卷、青椒木耳肉片、海带三丝；将麦片、面包加入牛奶或豆浆中等，这些由多种食物组成的菜肴或膳食，能摄入多种营养素，充分发挥营养素的互补作用。

（3）荤素搭配。荤素搭配的食物清香可口、营养齐全，氨基酸互补，能提高蛋白质的营养价值，如豆制品、畜禽等搭配食用，做成肉末豆腐、虾仁豆腐等菜肴，这种不仅增加食物的美味，更增加了营养素的协同作用。

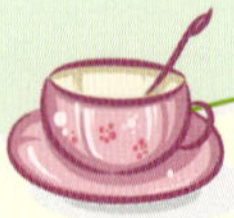

特殊人群如何选择食物

不同人群、不同职业的人工作性质不一样，选择食用的食物也不同，以下以考生、孕妇、教师、电脑族、脑力劳动者及体力劳动者为例，详细介绍了这些人群该如何选择食物，才能吃的健康。

考生

考生的饮食一定要按照人体营养摄入的膳食原则（均衡营养、清淡为宜）进行选择，切不可大量进补蛋白质和一些所谓提高学生智力的保健品，补脑只需要调整膳食即可。在临考前的一段时间及考试期间，饮食量都不要比平时增加太多，尤其考试期间饮食不要做太大的变动，应和平时保持一致。

（1）早餐一定要吃。

考生应多吃一些补脑的食物，如鱼类、豆制品、瘦肉、鸡蛋、牛奶以及新鲜蔬菜、瓜果等，少吃肥肉、油炸食品等，不要暴饮暴食，否则会使大脑灵敏度降低，影响考试成绩，早餐应该有主食，干稀搭配、主副食兼顾，富含蛋白质的食物有咸鸭蛋、火腿、豆腐丝、煮黄豆、酱豆腐、煮花生米、小葱拌豆腐等。

（2）饮食以清淡为主，保持好胃口。

考试期间禁食芹菜、韭菜等难消化的粗纤维蔬菜，另外要保证新鲜水果和蔬菜的供给，让考生保持好胃口，饮食以清淡、苦寒，富含营养、易消化的食物为好，少吃油腻难以消化的食物，选择以青菜、瓜类、豆类等蔬菜为主，适当添加鱼、虾、瘦肉、食用菌类如香菇、蘑菇、平菇、银耳等，以清淡为主，可以在不加重胃肠负担情况下，使考生保持好胃口。

（3）保证优质蛋白质的摄入。

可选鱼、鸡肉、猪瘦肉、鸡蛋、牛奶、豆腐、豆浆等，尤其是鱼肉，含有丰富的DHA，可以提高大脑功能，增强记忆力。

孕妇

孕妇应掌握良好的饮食原则，确保热能的供应和营养素的均衡摄入，在具体食物的选择时应注意以下几点：

（1）主食，应注意粗、细粮的搭配，有粗有细，经常选择些糙米、杂粮、粗面、燕麦片等，同时应注意摄入充足的量，确保热能的供给。

（2）肉类，以鲜肉为好，咸肉、香肠、火腿中的B族维生素损失较多，并且其中含有亚硝酸盐，被吸入血液后，能与氧合血红蛋白结合而失去携氧的功能，使组织缺氧，如果食入过多，可引起中毒，营养学上常说的“没腿的比两条腿的好，两条腿比四条腿的好”是说当选择肉类时，鱼虾类比禽类好，禽类又比畜肉类质量好，可以作为选择肉类的参考。

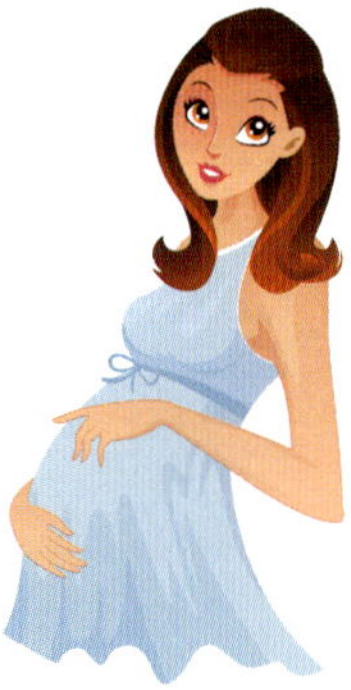

（3）豆奶蛋类，含优质蛋白多，钙质来源好，应多选多吃，豆制品以豆腐、豆浆最好，蛋白质利用率高可常食用。

（4）蔬菜水果类，蔬菜水果越新鲜越好，并应及时选用，以免维生素C的损失增多，绿色蔬菜、黄色蔬菜（如胡萝卜等）、黑色蔬菜（如黑木耳、黑芝麻）都对人体有利，一定不要吃腐烂变质的蔬菜水果。

（5）油脂类，植物油含有较多的必需脂肪酸，且质量优于动物油，但要注意不吃变质的油脂或多次使用的食用油。

教师

教师的工作性质决定着他们需要对饮食有更高的要求，每天担负着培育学生的重任，身体上自然会有些劳累和衰弱，因此，平时应该多吃些对身体健康有帮助的食物还是可以得到有效改善的。

（1）多食保护咽喉的食物。

多选食一些清热解毒的蔬菜水果，如南瓜、丝瓜、芹菜、莲藕、雪梨、乌梅、莲子心等，尽量少食刺激性食物如辣椒、大蒜等，忌食油炸煎炒食物，力戒烟酒。用嗓子不可过度，以防声嘶。

（2）多食抗粉尘的食物。

教师在日常膳食中，宜适量增加食用胡萝卜、木瓜、南瓜、西蓝花、菠菜、油桃和杏等食物。因为上述食物含有较多的胡萝卜素。胡萝卜素是一种抗氧化剂，具有抗氧化作用，有预防尘肺病发生的作用。此外，可适量食用能排尘的食物，如黑木耳和猪血，这两种食物可清除胃肠道中的粉尘，从而防止粉尘对消化道的危害。

（3）多食益脑的食物。

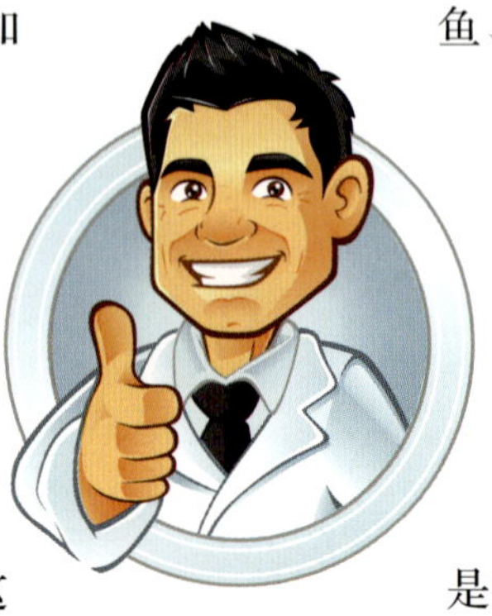

教师是脑力劳动者，而脑力劳动会消耗大量能量。因此，宜适当补充富含氨基酸的食物，如鱼、牛奶和其他蛋白质食物等，以保证教师的精力充沛，提高思维能力。含磷脂食物能使教师的大脑活动机能增强，提高工作效率。含磷脂的食物主要有蛋黄、大豆、胡萝卜、鱼、肉等。

（4）多食抗疲劳的食物。

教师长时间站立讲课，下肢肌肉处于紧张状态，产生的乳酸在下肢积聚较多，会出现沉重、酸胀等不适，这是疲劳的表现。故教师日常宜多食富含维生素C的食物，如水果、蔬菜和豆类等。同时，各种参汤、龟汤，以及大枣、麦冬、桂圆、人参等煎熬的汤剂，也均有消除疲劳的作用。

（5）多食护眼的食物。

教师经常看书、备课，因此视力容易受到损害。上课时粉笔灰尘的影响，使教师易患结膜炎等感染性眼疾，经常目干、目涩、目痒。随着电脑的普及，教师患“电脑眼”的增多。要防止视力损害，除正确用眼外，要多食具有养肝作用的食物，如羊蹄筋、羊肝、胡萝卜、菠菜、阿胶、乌骨鸡、桑葚、甲鱼、黑木耳等。

电脑族

我们都知道，长时间对着电脑工作会对我们的健康有很大危害。所以，我们无论多忙，都不能对付着吃东西，而且要远离那些垃圾食品，合理地安排自己的日常饮食。应从哪几个方面入手呢？

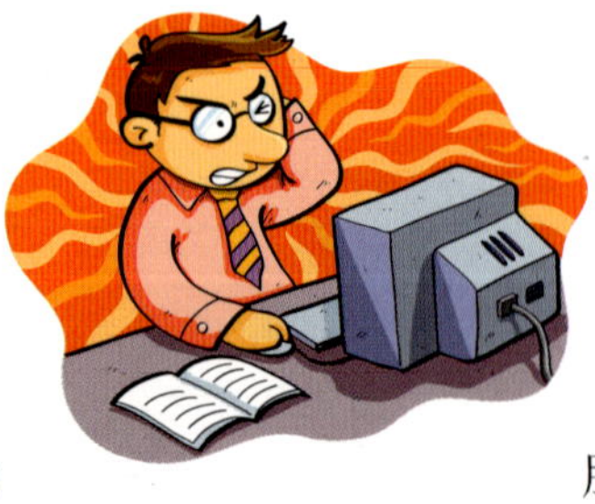

（1）养眼护眼。维生素A和β-胡萝卜素有助于补肝明目，缓解眼睛疲劳。电脑族长久注视屏幕，维生素A消耗量增加，影响视力。含维生素A丰富的食物有奶类、蛋黄、黄鳝、动物肝脏等。含胡萝卜素丰

富的食物有胡萝卜、绿叶蔬菜、南瓜、红心甘薯等。

（2）防止疲劳。B族维生素是脑组织在糖代谢中不可缺少的物质，缺少它们则易出现疲劳、头晕等。富含B族维生素的健脑食物有谷类、大豆、花生、瘦肉、鲜鱼、芝麻、核桃、香菇、蛋类等。富含维生素C的食物有猕猴桃、草莓、桃、柑橘等新鲜水果和绿叶蔬菜。

（3）安神。补钙可安神，久坐电脑前易引起精神烦躁不安，补钙可以起到镇静安神的作用。含钙丰富的食物有牛奶、酸奶、大豆及其制品、虾皮、海带、木耳、芝麻酱、绿叶蔬菜等。

（4）增强免疫力。补锌增强免疫力，富含锌的食物有动物肝脏、大豆、瘦肉、坚果(花生、核桃、瓜子等)。

（5）降低血胆固醇。一些中年电脑工作者，缺乏体力劳动，如果饮食不合理则易发生高胆固醇血症。饮食得当可降低血胆固醇，能降低胆固醇的食物有洋葱、鱼、大蒜、牛奶、燕麦、玉米、海带、香菇等。

脑力劳动者

脑力劳动者一般肌肉活动少，主要从事脑力劳动。怎样通过饮食的营养提高大脑的劳动效率，这是每个脑力劳动者关心的问题。脑力劳动者宜选用的食物有：

(1)富含碳水化合物的食品：如大米、面粉、小米、玉米、红枣、桂圆、蜂蜜等。

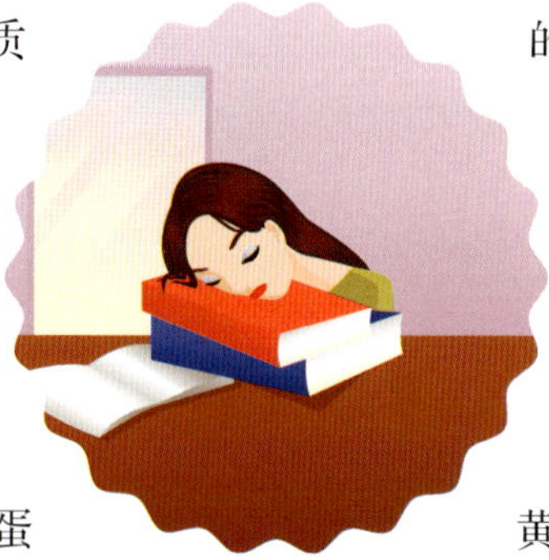

(2)富含优质蛋白质的食物：如蛋类、乳类、鱼类、禽类、瘦肉及大豆类。

(3)富含不饱和脂肪酸的食物：如植物油、葵花子、南瓜子、花生、西瓜子、核桃、鱼、虾等。

(4)富含脑磷脂的食物：如猪脑、羊脑、鸡脑等，富含卵磷脂的食物主要存在于鸡蛋黄、鸭蛋黄、鹌鹑蛋黄、大豆及其制品中。

(5)富含维生素A的食物：如动物肝脏、乳类、蛋类及胡萝卜、韭菜、海带和木耳等。

(6)富含B族维生素的食物：谷类、豆类、花生、核桃、芝麻、香菇、蔬菜、蛋类、奶类、瘦猪肉、脏腑类、酵母、鳝鱼等。

(7)富含维生素C的食物：鲜枣、猕猴桃、柑橘、柠檬、柚子、菜花、绿叶蔬菜、辣椒、西红柿等。

体力劳动者

体力劳动者多以肌肉、骨骼的活动为主，能量消耗多，需氧量高，物质代谢旺盛。一般中等强度的体力劳动者每天消耗3000~3500千卡（12552~14644千焦，以下按1千卡=4.184千焦进行换算）的热量，重体力劳动者每天需消耗热量达3600~4000千卡，其消耗的热量比脑力劳动者高出1000~1500千卡。

另外，有些体力劳动者还可能接触一些有害物质，如化学毒物、有害粉尘以及高温、高湿等，通过合理膳食，可使这些有害物质能在一定程度上消除或减轻。为此，体力劳动者安排饮食时应注意以下几点：

（1）主食。热量主要来源于粮食和其他食物，要满足热量的供给，必须加大饭量来获得较高的热量。主食可以粗细粮搭配、花样翻新，以增加食欲，满足机体对热量的需要。如水饺、包子、糖炸糕、肉卷(面、肉末)等，多吃一些热量高的食物。

（2）副食，要适当增加蛋白质摄入，蛋白质除了满足人的身体需要以外，还能增强对各种毒物的抵抗力，多吃些含蛋白质的食物对体力劳动者也是十分重要的。例如，从事汞作业的人，更应多吃蛋白质的食物，以使体内含蛋巯基酶免受汞的毒害，每天多吃豆腐或豆制品，最好每天吃一两个鸡蛋，再适当吃些肉类、鱼类、牛奶、豆浆等，大体可以满足需要。

（3）供给充足的维生素和无机盐，这不仅能满足人体的需要，而且可以保证某些特殊工种的劳动者身体不受危害。人体缺乏维生素B_1会感到乏力，含维生素B_1丰富的食物有动物内脏、肉类、蘑菇、酵母、青蒜等。人体缺乏维生素B_2会感到肌肉运动无力，耐力下降，也容易产生疲劳，富含维生素B_2的食物有动物内脏、河蟹、蛋类、牛奶、大豆、豌豆、蚕豆、花生、紫菜、酵母等。在体力劳动量大时及时补充维生素C，可以提高肌肉的耐力，加速体力的恢复，富含维生素C的食物有：青辣椒、红辣椒、菜花、苦瓜、油菜、小白菜、酸枣、鲜枣、山楂、红果、草莓等。天门冬氨酸具有较明显的消除疲劳的作用，富含天门冬氨酸的食物有：蛇肉、黄鳝、甲鱼、乌龟等；植物性食物有：花生、核桃、桂圆、芝麻等。

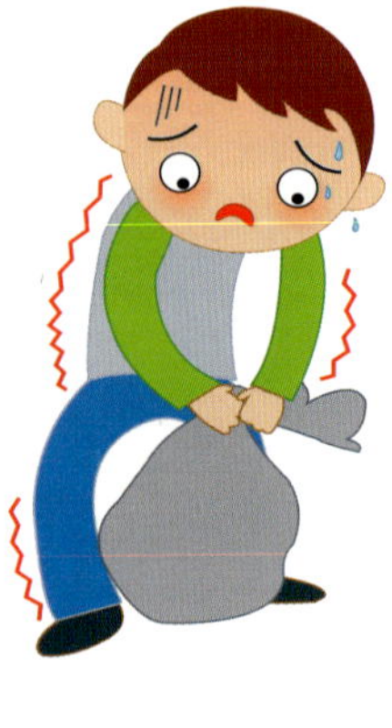

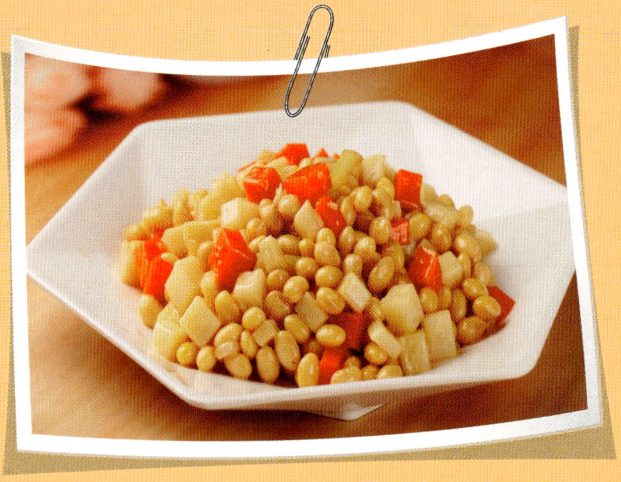

Part 2
精选常见肉禽蛋奶类食物健康吃法

肉禽蛋奶类包括畜肉类、禽肉类、蛋奶类。这几类食物都具有很高的营养价值，是人体必需蛋白质和矿物质的良好来源，其中肉类蛋白质中8种氨基酸的含量和比例均接近人体需要，吸收利用率高；禽肉的营养价值与畜肉类相似，不同之处在于禽肉的脂肪含量少，更易于消化吸收；蛋奶类食物所含蛋白质中氨基酸种类齐全、含量丰富，是理想的优质植物蛋白质，且蛋类富含磷脂，是大脑和神经系统活动所不可缺少的重要物质。

猪肉

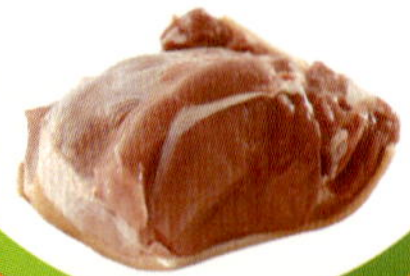

热量：598.6千焦/100克

最佳烹饪法：煮、炖、炒

性味归经：味甘咸、性平；入脾、胃、肾经。

食用建议：阴虚不足者、消渴羸瘦者、肾虚体弱者等可常食。

营养功效：猪肉滋阴润燥、补虚养血。对消渴羸瘦、热病伤津等症有疗效。可提供血红素（有机铁）和促进铁吸收的半胱氨酸，又可提供人体所需脂肪酸，来改善缺铁性贫血。

上海青汆猪肉丸

• 滋阴润燥、补充微量元素

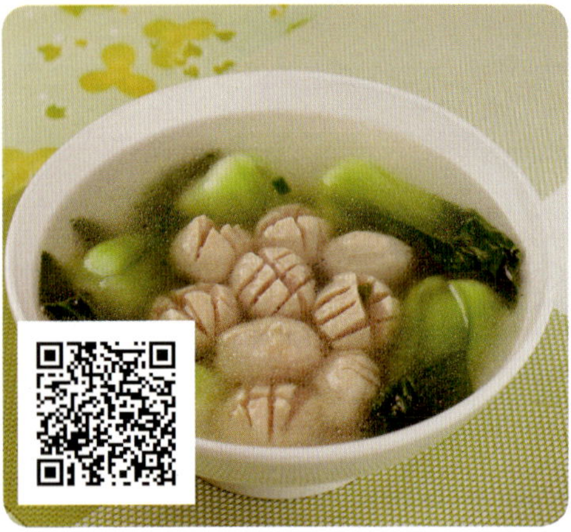

|材料| 猪肉丸150克，上海青160克，姜片、葱花各少许

|调料| 盐2克，鸡粉2克，胡椒粉、食用油各适量

|做法| ①猪肉丸切网格花刀。

②锅中注清水烧开，倒油、姜片、猪肉丸，小火煮至猪肉丸熟透，放上海青拌匀，加盐、鸡粉、胡椒粉、葱花拌匀。

③将汤品盛出，装碗即可。

扫扫我，可搜索出猪肉的352种做法

金玉猪肉卷

• 补气养血、提高免疫力

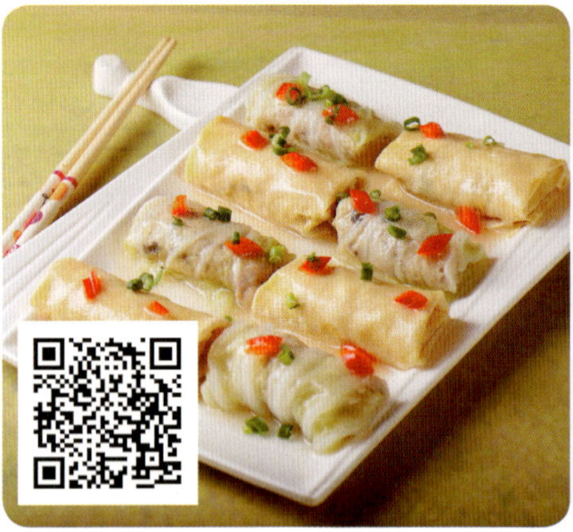

|材料| 肉末250克，鸡蛋清35克，千张200克，香菇30克，彩椒10克，白菜95克，葱花少许

|调料| 盐、鸡粉、生抽各少许，生粉15克，水淀粉、食用油各适量

|做法| ①千张切块；香菇粒切；彩椒切菱形块；白菜、香菇分别焯熟。

②肉末放碗中，加盐、鸡粉、生抽、蛋清、香菇、生粉，拌制成肉馅。

③取白菜、千张，分别放入肉馅，卷成卷，放入蒸盘，上锅中火蒸8分钟。

④用油起锅，注入清水，倒入彩椒，加生抽、鸡粉、盐、水淀粉，搅匀，调成稠汁，浇在肉卷上，撒上葱花即可。

猪蹄

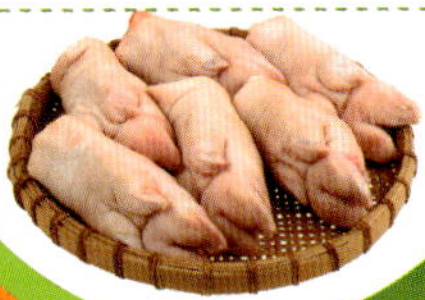

热量：1088.3千焦/100克

最佳烹饪法：炖、煮

性味归经：性平，味甘、咸；归肾、胃经。

食用建议：血虚、老年体弱、产后缺奶、腰脚软弱无力、痈疽疮毒久溃不愈者可常食之。

营养功效：猪蹄具有补虚弱、填肾精等功效，对延缓衰老和促进儿童生长发育具有特殊作用，对老年人神经衰弱（失眠）有很好的疗效，是老人、女性和失血者的食疗佳品。

香菇炖猪蹄

• 补充微量元素

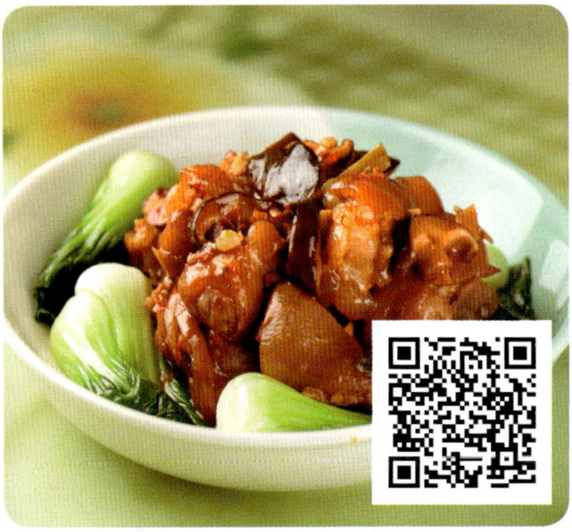

|材料| 猪蹄块280克，上海青100克，鲜香菇60克，姜片、蒜末、葱段各少许

|调料| 盐3克，鸡粉2克，白糖3克，豆瓣酱10克，生抽8毫升，料酒少许，白醋10毫升，老抽3毫升，水淀粉5毫升，食用油适量

|做法| ①香菇、上海青切开，清水烧开，加油、上海青，煮熟，捞出；猪蹄倒入沸水中，加料酒、白醋，煮沸。

②锅中注油烧热，加姜片、蒜末、葱段、猪蹄、料酒、豆瓣酱、生抽、清水、香菇、盐、鸡粉、白糖、老抽，小火焖，加水淀粉，炒匀。

③上海青摆盘子周边，倒入食材即可。

山药红枣猪蹄汤

• 益髓填精、美容养颜

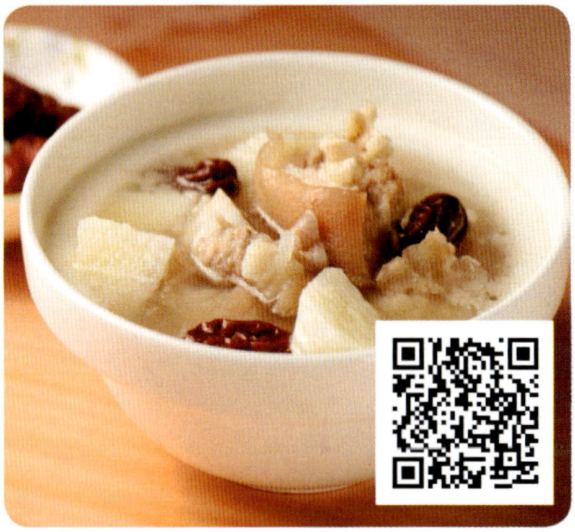

|材料| 猪蹄400克，山药200克，姜块20克，红枣20克

|调料| 白醋10毫升，料酒10毫升，盐2克，鸡粉2克

|做法| ①山药切块放水中备用；锅中注水烧开，倒猪蹄、白醋，汆水捞出。

②锅中清水烧沸，入红枣、猪蹄、姜、料酒，炖30分钟，放山药炖20分钟，加盐、鸡粉搅匀，盛出装碗即可。

扫扫我，可搜索出猪蹄的27种做法

猪腰

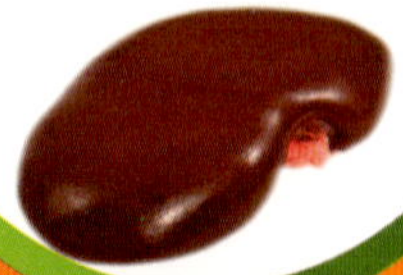

热量：401.7千焦/100克

最佳烹饪法：炒、煮

性味归经： 性平，味甘、咸；入肾经。

食用建议： 适合腰酸背痛者、遗精者、盗汗者，肾虚热者、性欲较差的女性以及肾虚、耳聋、耳鸣的老年人食用。

营养功效： 猪腰含有蛋白质、钙、铁和维生素等，可以健肾补腰、和肾理气。主治肾虚腰痛、遗精盗汗、产后虚羸、身面水肿等症。

黄花菜枸杞猪腰汤

• 强筋健骨、清热明目

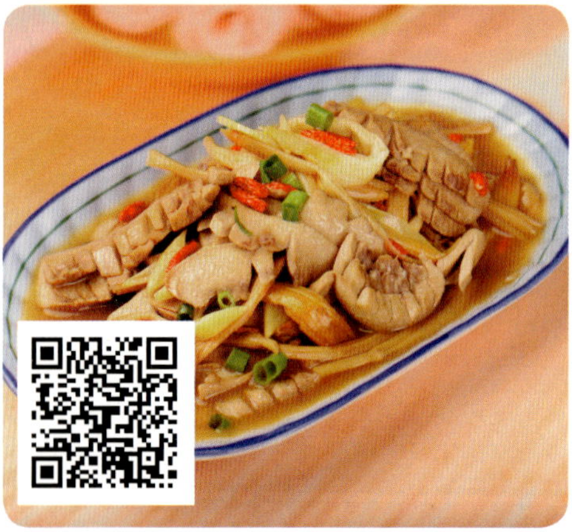

材料 水发黄花菜150克，猪腰200克，枸杞10克，姜片、葱花各少许

调料 料酒8毫升，生抽4毫升，盐2克，鸡粉2克，水淀粉5毫升，食用油适量

做法 ①黄花菜去蒂，猪腰切块。

②锅中注清水烧开，放入黄花菜煮熟捞出，入猪腰汆至变色捞出待用。

③起油锅，将所有材料和调料入锅加水炒匀，盛出即可食用。

扫扫我，可搜索出猪腰的29种做法

彩椒炒猪腰

• 通膀胱、消积滞

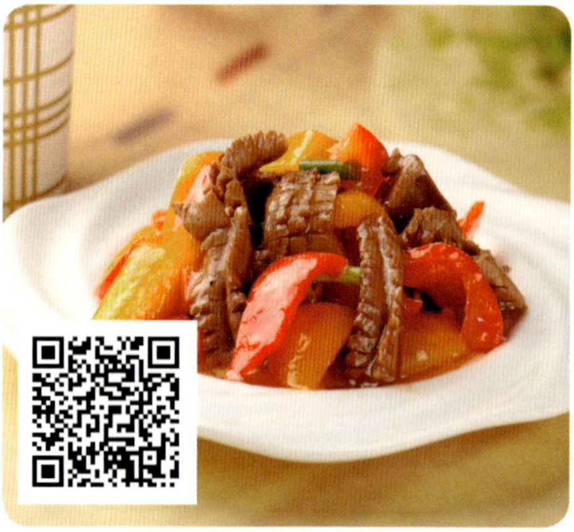

材料 猪腰150克，彩椒110克，姜末、蒜末、葱段各少许

调料 盐、鸡粉、料酒各少许，生粉10克，水淀粉5毫升，蚝油8克，食用油适量

做法 ①彩椒切块，猪腰切成片。

②猪腰装碗，加盐、鸡粉、料酒、生粉，腌渍10分钟；锅注清水烧开，放入盐、油、彩椒，煮至断生，捞出，猪腰倒入锅中，汆至变色，捞出，沥干，备用。

③热锅烧油，放入姜末、蒜末、葱段、猪腰、料酒、彩椒、盐、鸡粉、蚝油、水淀粉，翻炒均匀，关火后盛出即可。

猪肝

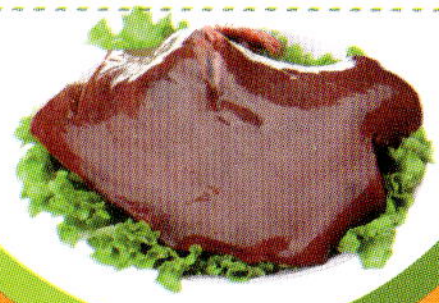

热量：560.9千焦/100克

最佳烹饪法：煮、炒、炖

性味归经：性温、味甘、苦；归肝经。

食用建议：气血虚弱者、面色萎黄者、缺铁者、电脑工作者以及癌症患者可常食。

营养功效：猪肝可预防眼睛干涩、疲劳，调节和改善贫血病人造血系统功能，去除体内有毒成分。猪肝中的维生素C和硒，能增强免疫力、抗老化、防衰老，抑制肿瘤细胞的产生。

猪肝炒花菜

• 补血养血、防癌抗癌

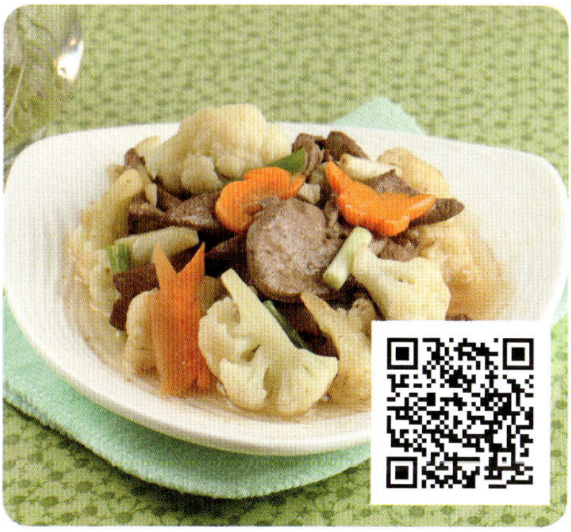

|材料| 猪肝160克，花菜200克，胡萝卜片、姜片、蒜末、葱段各少许

|调料| 盐、鸡粉、料酒各少许，生抽3毫升，水淀粉、食用油各适量

|做法| ①把猪肝放入碗中，加盐、鸡粉、料酒、食用油，腌渍入味；锅中注清水烧开，放入盐、食用油、花菜，煮至断生后捞出，沥干放盘中，待用。

②用油起锅，放入胡萝卜片、姜片、蒜末、葱段、猪肝、花菜、料酒、盐、鸡粉、生抽、水淀粉，炒匀。

③盛出炒好的菜肴，装入盘中即成。

菠菜炒猪肝

• 补肝明目、养血止血

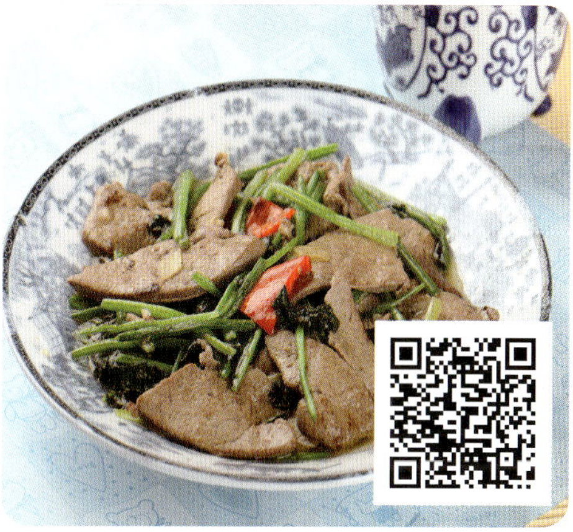

|材料| 菠菜200克，猪肝180克，红椒10克，姜片、蒜末、葱段各少许

|调料| 盐、鸡粉、料酒、水淀粉、食用油各适量

|做法| ①菠菜切段，红椒切块，猪肝切片，将猪肝加盐、鸡粉、料酒腌渍入味。

②起油锅，入姜片、蒜末、葱段、红椒、猪肝、料酒炒匀，入菠菜炒熟，加盐、鸡粉、水淀粉，炒匀，盛出即可。

扫扫我，可搜索出猪肝的33种做法

猪肚

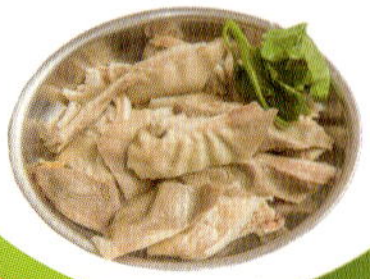

热量：460.2千焦/100克

最佳烹饪法：炖、煮、炒、煲

性味归经：味甘，性微温；归脾、胃经。

食用建议：虚劳羸弱者、脾胃虚弱者、中气不足者、气虚下陷者、小儿疳积者、腹泻者、胃痛者以及糖尿病患者可常食。

营养功效：猪肚既可食用，又有很好的药用价值。可补虚损、健脾胃，多用于脾虚腹泻、虚劳瘦弱、消渴、小儿疳积、尿频或遗尿。

党参猪肚汤

• 补虚损、健脾胃

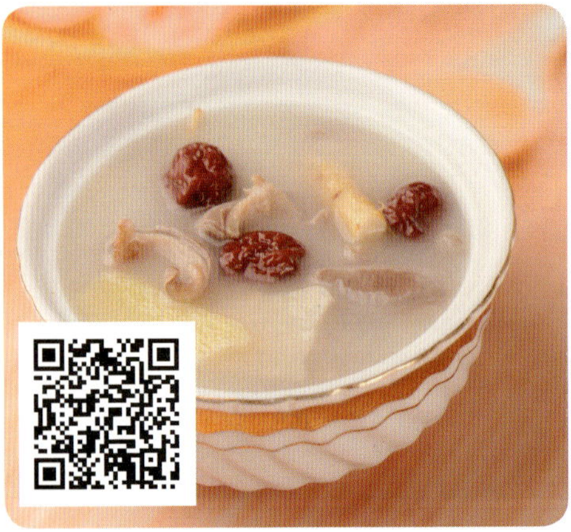

材料 猪肚块400克，淮山30克，姜片20克，党参、红枣各15克

调料 盐2克，鸡粉、胡椒粉、料酒各少许

做法 ①锅中注水烧开，入猪肚块、料酒，氽去血渍，捞出沥干，待用。

②锅中注水清水烧开，倒入所有材料，加料酒，烧开后转小火煲熟，加入鸡粉、盐、胡椒粉，转中火续煮，盛出即成。

扫扫我，可搜索出猪肚的37种做法

荷兰豆炒猪肚

• 健脾益胃、生津止渴

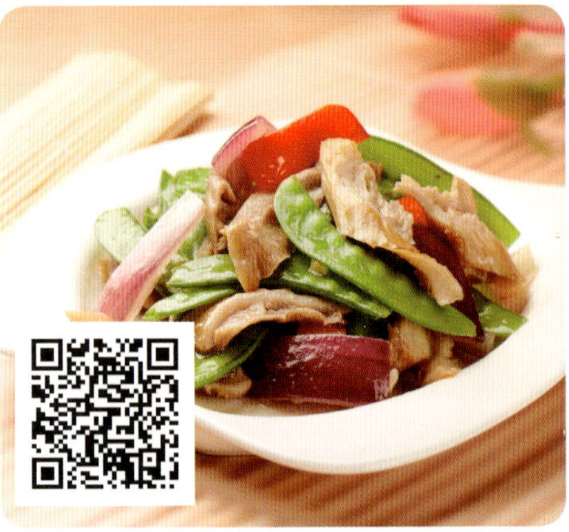

材料 熟猪肚150克，荷兰豆100克，洋葱40克，彩椒35克，姜片、蒜末、葱段各少许

调料 盐少许，鸡粉2克，料酒10毫升，水淀粉5毫升，生抽、食用油适量

做法 ①洋葱切条，彩椒切块，熟猪肚切片，锅中注清水烧开，加入食用油、盐、荷兰豆、洋葱、彩椒，煮1分钟，捞出，沥干，备用。

②用油起锅，放入姜片、蒜末、葱段、猪肚、料酒、生抽、荷兰豆、洋葱、彩椒，炒匀，加入鸡粉、盐、水淀粉，炒匀。

③盛出炒好的菜肴，装入盘中即可。

猪肺

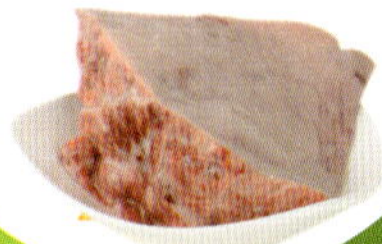

热量：351.5千焦/100克

最佳烹饪法：炒

性味归经：性平，味甘；归肺经。

食用建议：特别适合肺虚咳嗽者、咯血者经常食用。

营养功效：猪肺具有补肺、止咳、止血的功效。主治肺虚咳嗽、咯血等症。凡肺气虚弱如肺气肿、肺结核、哮喘、肺痿等病人，以猪肺作为食疗之品，最为有益。

天冬川贝猪肺汤

• 止咳止血、滋阴润燥

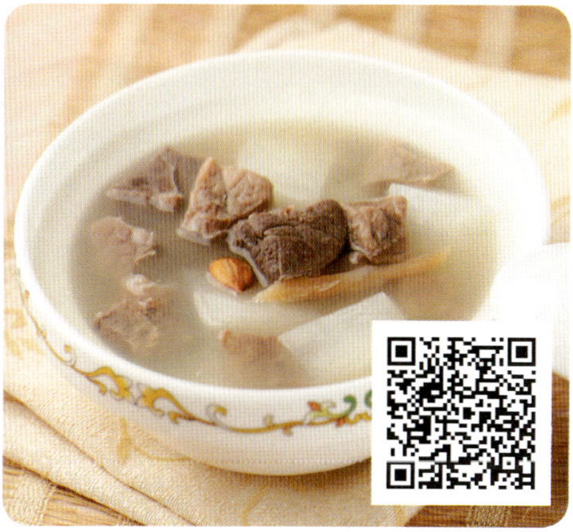

|材料| 猪肺300克，白萝卜200克，姜片、南杏仁各20克，川贝15克，天门冬10克

|调料| 盐3克，鸡粉少许，料酒7毫升

|做法| ①白萝卜切块；清水烧开，倒入猪肺，大火煮沸，汆去血渍，捞出，装入碗中，去脏物，待用。

②锅注清水烧热，倒入姜片、南杏仁、川贝、天门冬、猪肺、料酒，烧开后用小火煲煮至食材熟软，放入白萝卜丁，用小火续煮至食材熟透，加盐、鸡粉，撇去浮沫，转中火续煮至汤汁入味。

③盛出煮好的猪肺汤，装入碗中即可。

霸王花猪肺汤

• 补肺润燥、补充微量元素

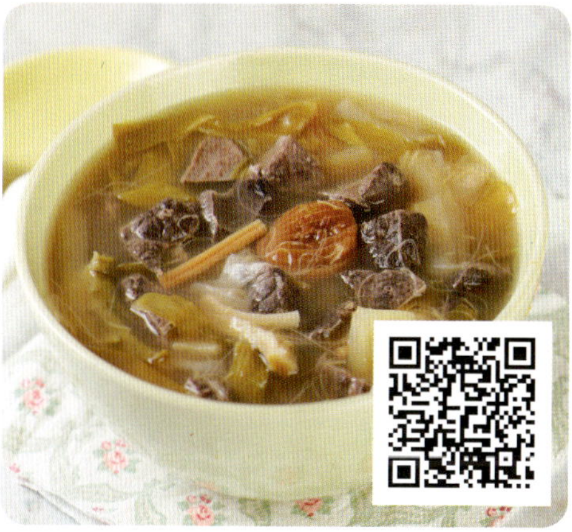

|材料| 猪肺150克，水发霸王花130克，蜜枣、姜片各少许

|调料| 盐2克，鸡粉2克，白醋少许，料酒适量

|做法| ①霸王花切段；猪肺切块，汆水，装入碗中，加水和白醋洗净捞出。

②砂锅注清水烧热，倒入猪肺、姜片、蜜枣、霸王花，淋料酒，烧开后用小火煲煮约60分钟，加盐、鸡粉，拌匀即可。

扫扫我，可搜索出猪肺的12种做法

猪骨

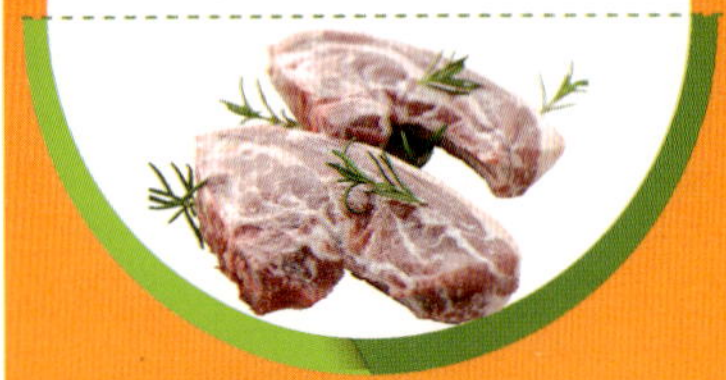

◎热量：1104.6千焦/100克

◎最佳烹饪法：炖、煮、卤

性味归经： 性温，味甘、咸；归脾、胃经。

食用建议： 一般人均可食用，尤其适宜儿童和老年人食用。

营养功效： 猪骨有补脾、润肠胃、丰肌体、补中益气的功效。儿童常喝猪骨汤，能及时补充人体所需的骨胶原，增强骨髓造血功能，有助于骨骼生长发育；成人喝可延缓衰老。

党参胡萝卜猪骨汤

• 益髓填精、补益中气

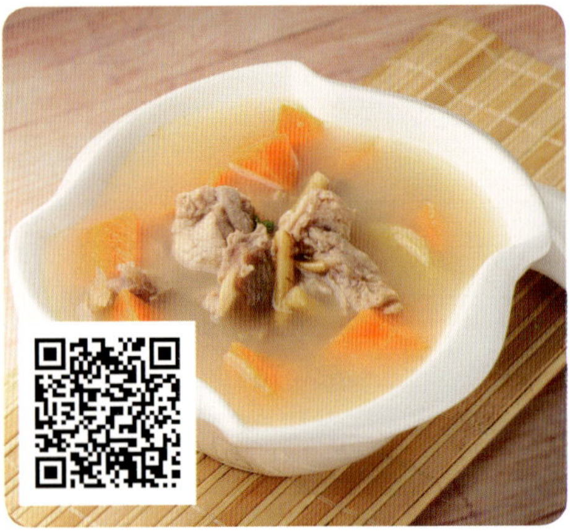

|材料| 猪骨250克，胡萝卜120克，党参15克，姜片20克

|调料| 盐2克，鸡粉2克，胡椒粉1克，料酒10毫升

|做法| ①清水烧开，入猪骨煮至变色。

②清水烧开，放入党参、姜片、猪骨、料酒，拌匀提味，小火煮约30分钟。倒入胡萝卜拌匀，小火煮至食材熟透。加盐、鸡粉、胡椒粉，拌匀调味即可。

扫扫我，可搜索出猪骨的78种做法

腰豆莲藕猪骨汤

• 清热生津、润肠胃

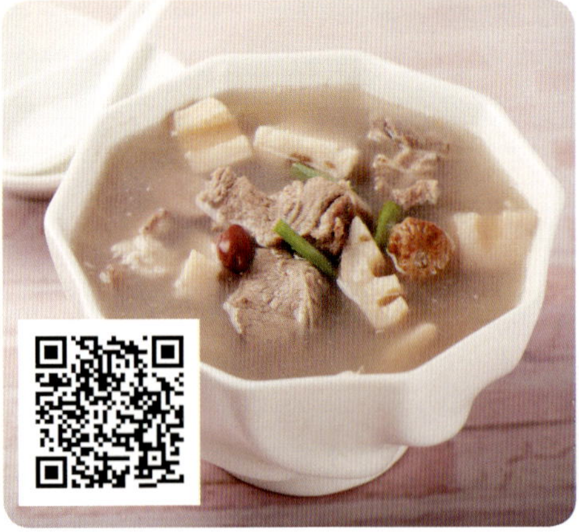

|材料| 猪脊骨600克，莲藕100克，姜片20克，无花果30克，红腰豆80克

|调料| 料酒适量，盐2克，鸡粉2克

|做法| ①莲藕切成丁；锅中注清水烧开，倒入猪骨块、料酒，煮至沸，撇去浮沫，捞出，沥干，待用。

②砂锅中注清水烧开，放入猪骨、姜片、无花果、莲藕、料酒，烧开后用小火煮至其熟软，放入红腰豆，用小火煮至红腰豆软烂，放入盐、鸡粉，拌匀。

③将煮好的汤品盛出，装入碗中即可。

猪血

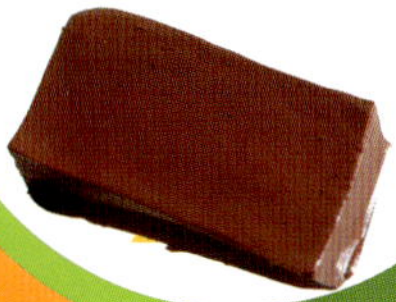

热量 ：230.2千焦/100克

最佳烹饪法：煮、烧、炖

性味归经：性平，味咸，无毒；归肝、脾经。

食用建议：贫血患者，老年人、妇女以及从事粉尘、纺织、环卫、采掘工作者可常食。

营养功效：猪血能为人体提供多种微量元素。其铁含量较高，以血红素铁形式存在，易被人体吸收利用；钴可防止人体内恶性肿瘤生长；维生素K促使血液凝固，有止血作用。

韭菜炒猪血

• 促进胃肠蠕动

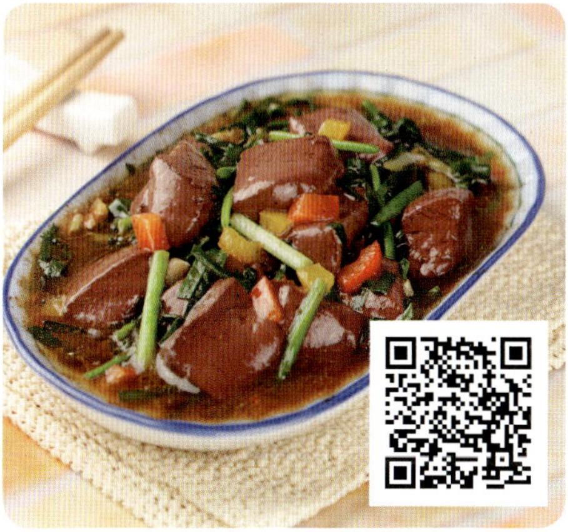

|材料| 韭菜150克，猪血200克，彩椒70克，姜片、蒜末各少许

|调料| 盐少许，鸡粉2克，沙茶酱15克，水淀粉8毫升，食用油适量

|做法| ①韭菜切段，彩椒切粒；猪血切小块，锅中注清水烧开，放入盐、猪血块，煮至其五成熟，捞出，沥干，备用。

②用油起锅，放入姜片、蒜末、彩椒、韭菜段、沙茶酱、猪血、清水，炒匀，放入盐、鸡粉、水淀粉，炒匀。

③将炒好的食材盛出，装入盘中即可。

莴笋猪血豆腐汤

• 养血补血、促进骨骼发育

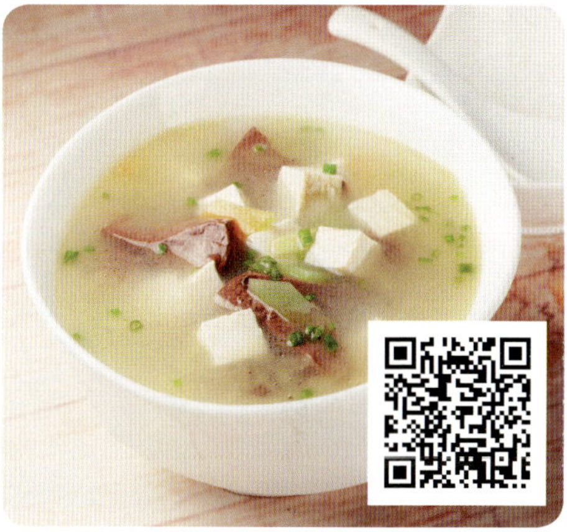

|材料| 莴笋100克，胡萝卜90克，猪血150克，豆腐200克，姜片、葱花各少许

|调料| 盐2克，鸡粉3克，胡椒粉少许，芝麻油2毫升，食用油适量

|做法| ①胡萝卜切片，莴笋切片，豆腐切小块，猪血切小块，备用。

②起油锅，爆香姜片，倒水烧开，加盐、鸡粉和所有食材煮至熟透，加胡椒粉、芝麻油拌匀，盛出撒上葱花即成。

扫扫我，可搜索出猪血的12种做法

牛肚

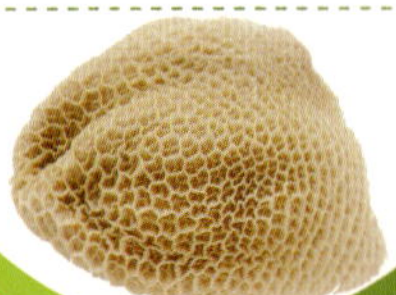

热量：301.4千焦/100克

最佳烹饪法：煮、烧、拌、炝

性味归经：性平、味甘；归脾、胃经。

食用建议：病后虚弱者、气血不足者、营养不良者、脾胃薄弱者可常食之。

营养功效：牛肚含蛋白质、脂肪、钙、磷、铁、维生素B_1、维生素B_2、维生素B_3等营养物质。具有补益脾胃、补气养血、补虚益精、消渴、治风眩之功效。

莲子芡实牛肚汤

• 补气养血、助气涩精

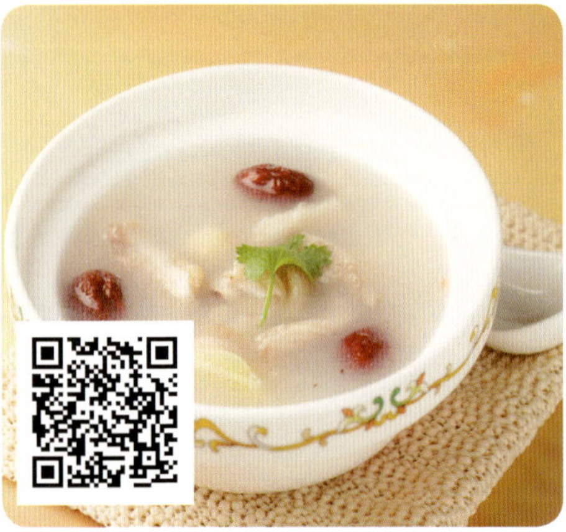

材料 水发莲子70克，红枣20克，芡实30克，姜片25克，牛肚250克

调料 盐2克，鸡粉2克，料酒10毫升

做法 ①牛肚切小块，放入开水锅中汆煮至变色，捞出备用。

②锅中注水烧开，撒入姜片，放莲子、红枣、芡实、牛肚，淋入料酒，烧开后转小火炖90分钟至熟，放盐、鸡粉调味即可。

扫扫我，可搜索出牛肚的33种做法

小炒鲜牛肚

• 补益脾胃、补虚益精

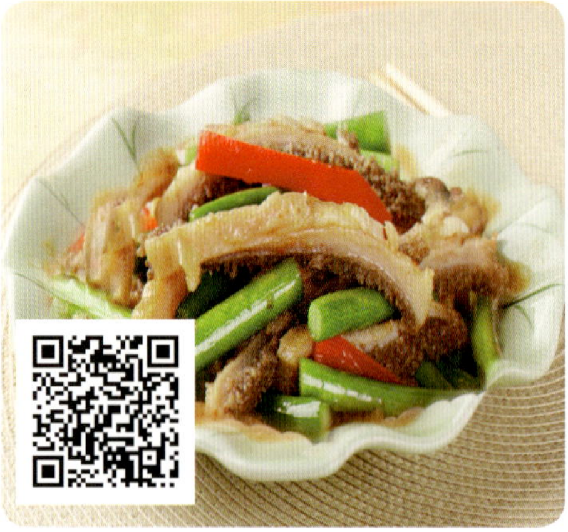

材料 熟牛肚200克，蒜薹80克，蒜末、姜片、红椒丝各少许

调料 盐、味精、辣椒酱、水淀粉、食用油各适量

做法 ①蒜薹切段；牛肚切丝。

②锅置旺火上，注油烧热。倒入蒜末、姜片煸香。倒入切好的牛肚，拌炒片刻。倒入蒜薹，翻炒约3分钟至熟。加入辣椒酱、盐、味精，放入红椒丝，翻炒均匀。倒入少许水淀粉，拌炒均匀。

③将炒好的牛肚盛入盘内即成。

牛肉

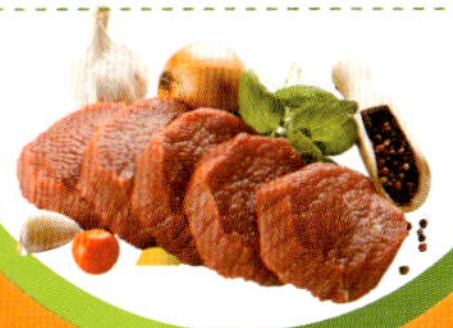

热量：443.7千焦/100克

最佳烹饪法：炖、煮、炒

性味归经：性平，味甘；归脾、胃经。

食用建议：高血压、冠心病、血管硬化和糖尿病患者，老年人、儿童以及身体虚弱者可常食。

营养功效：牛肉补脾胃、益气血、强筋骨。对虚损羸瘦、消渴、脾弱不运、水肿、腰膝酸软、久病体虚、面色萎黄、头晕目眩等症有食疗作用。多吃牛肉，对肌肉生长有好处。

彩椒牛肉丝

• 补脾益气、补充维生素

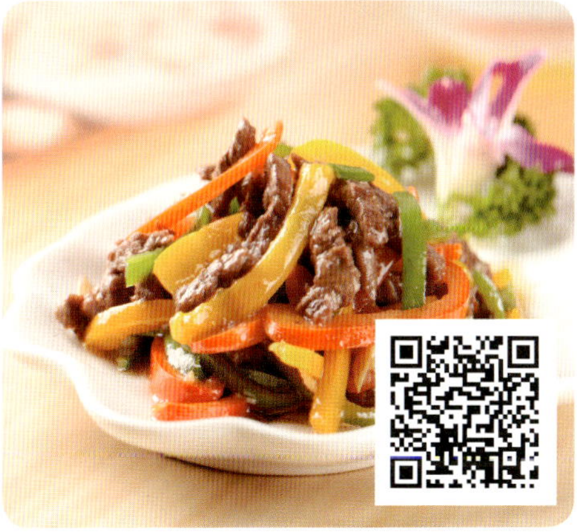

|材料| 牛肉200克，彩椒90克，青椒40克，姜片、蒜末、葱段各少许

|调料| 白糖3克，食粉3克，料酒8毫升，生抽8毫升，盐、鸡粉、生抽、水淀粉、食用油各适量

|做法| ①彩椒、青椒、牛肉切条，将牛肉装碗，加入盐、鸡粉、生抽、食粉、水淀粉、食用油，拌匀，腌渍。

②锅注清水烧开，加食用油、盐、青椒、彩椒，煮至断生，捞出，沥干，备用。

③热锅注油，放姜片、蒜末、葱段、牛肉、料酒、彩椒、青椒、生抽、盐、鸡粉、白糖、水淀粉，炒匀，盛出即可。

小白菜拌牛肉末

• 强壮筋骨、补益气血

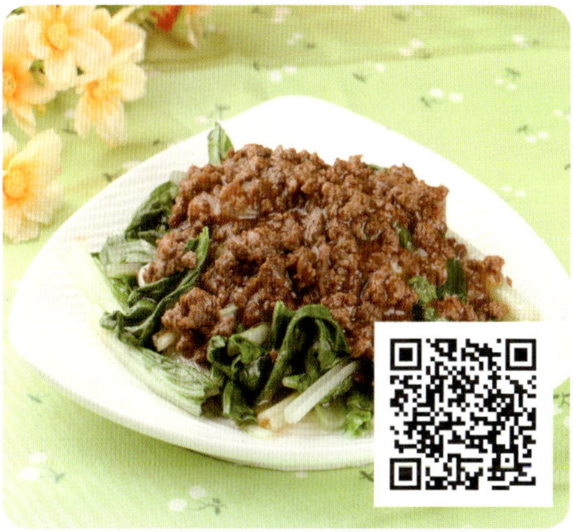

|材料| 牛肉100克，小白菜160克，高汤100毫升

|调料| 盐少许，白糖3克，番茄酱15克，料酒、水淀粉、食用油各适量

|做法| ①小白菜切段，牛肉剁末；锅中注水烧开，加食用油、盐、小白菜，焯至熟透，捞出待用。

②油锅下牛肉末，加入盐、白糖、番茄酱、料酒、水淀粉、高汤拌匀，盛在小白菜上即可。

扫扫我，可搜索出牛肉的145种做法

羊肉

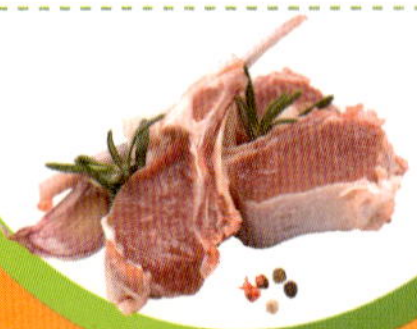

热量：849.4千焦/100克

最佳烹饪法：烧、炖、煮

性味归经：性热，味甘；归脾、胃、肾、心经。

食用建议：体虚胃寒者、反胃者、中老年体质虚弱者可常食。

营养功效：寒冬常吃羊肉可益气补虚、促进血液循环、使皮肤红润、增强御寒能力。羊肉还可增加消化酶，保护胃壁，帮助消化。中医认为，羊肉还有补肾壮阳的作用。

清炖羊肉汤

• 温补气血、保护胃黏膜

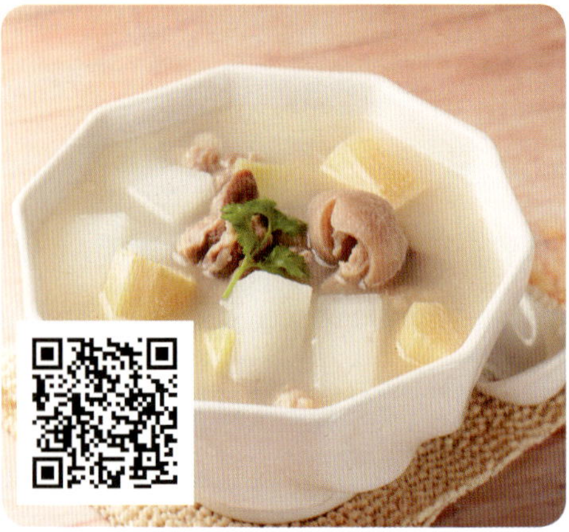

|材料| 羊肉块350克，甘蔗段120克，白萝卜150克，姜片20克

|调料| 料酒适量，盐3克，鸡粉2克，胡椒粉2克

|做法| ①白萝卜切段；锅中注水烧开，倒羊肉块、料酒，汆水捞出备用。

②清水烧开，倒入羊肉块、甘蔗段、姜片、料酒，炖熟，加白萝卜续煮，加盐、鸡粉、胡椒粉，中火续煮至入味即可。

扫扫我，可搜索出羊肉的32种做法

松仁炒羊肉

• 增强机体抵抗力

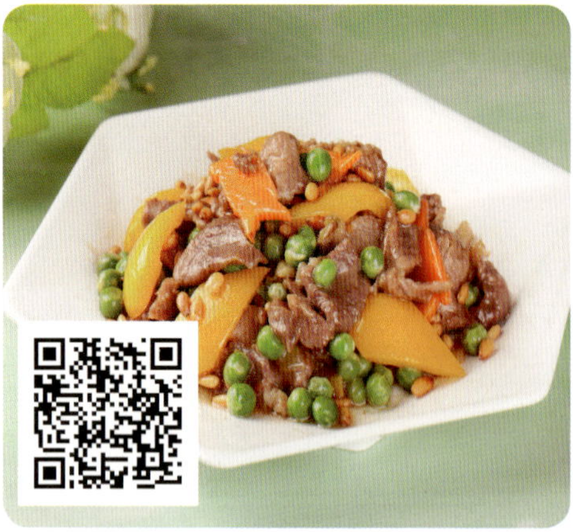

|材料| 羊肉400克，彩椒60克，豌豆80克，松仁50克，胡萝卜片、姜片、葱段各少许

|调料| 盐、鸡粉、水淀粉各少许，食粉1克，生抽5毫升，料酒10毫升，食用油适量

|做法| ①羊肉加食粉、盐、鸡粉、生抽、水淀粉，腌渍约10分钟。

②清水烧开，加油、盐、豌豆、彩椒、胡萝卜片，煮至断生；另起锅注油烧至三成热，加松仁炸出香味，羊肉滑油至变色，备用。

③锅底留油，加姜、葱、所有食材、料酒、鸡粉、盐、水淀粉，翻炒入味即可。

鸡肉

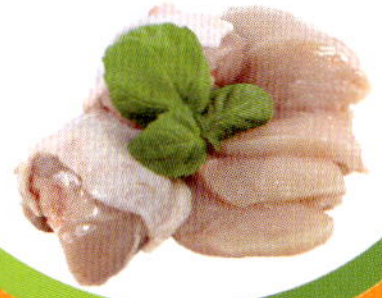

热量：699.0千焦/100克

最佳烹饪法：炖、煮、烧、蒸、焖

性味归经：性平、温，味甘；归脾、胃经。

食用建议：虚劳瘦弱、营养不良、气血不足、月经不调者，白带清稀频多、神疲无力者及乳汁缺乏的产妇均可常食之。

营养功效：鸡肉温中益气、补精填髓、益五脏、补虚损。常喝鸡汤可提高机体免疫力。鸡皮中富含胶原蛋白，可延缓皮肤衰老。

五彩鸡肉粒

• 促进新陈代谢、抗衰老

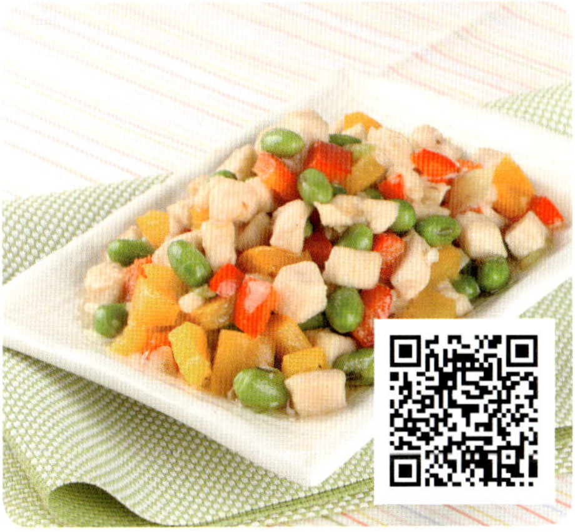

材料 鸡胸肉150克，彩椒80克，青豆100克，姜片、蒜末、葱段各少许

调料 盐、鸡粉、料酒、水淀粉、食用油各适量

做法 ①将彩椒切丁，鸡胸肉切丁，鸡肉丁装入碗中，放入盐、鸡粉、水淀粉、油，腌渍入味。

②锅中注清水烧开，放盐、油、青豆，煮至其断生，加入彩椒，煮至熟，捞出，备用。

③用油起锅，放入姜片、蒜末、葱段、肉丁、青豆、彩椒、盐、鸡粉、料酒、水淀粉，炒匀，将食材盛出即可。

鸡肉拌南瓜

• 温中补气、益髓填精

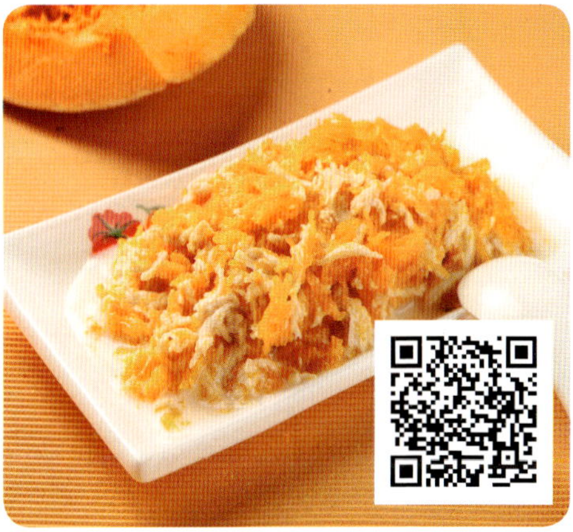

材料 鸡胸肉100克，南瓜200克，牛奶80毫升

调料 盐少许

做法 ①南瓜切丁装盘，鸡肉装入碗中，放盐、清水；烧开蒸锅，分别放入装好盘的南瓜、鸡肉，用中火蒸至熟，取出，把鸡肉拍散，撕成丝。

②将鸡肉丝入碗中，放入南瓜、一部分牛奶拌匀。将食材盛出装盘，淋上剩余牛奶即可。

扫扫我，可搜索出鸡肉的220种做法

乌鸡

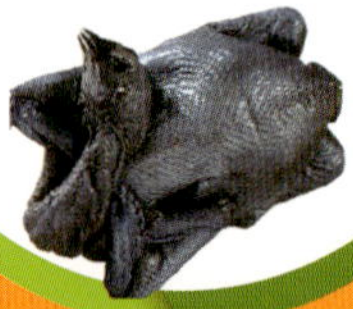

热量：464.4千焦/100克

最佳烹饪法：炖、煮、蒸

性味归经：性平，味甘；归肝、肾经。

食用建议：体虚血亏、肝肾不足、脾胃不健者可常食之。

营养功效：乌鸡可滋阴养血、益肾填精、退热、补虚，并调节人体免疫功能。乌鸡肉中的黑色物质含铁、铜元素较高，对于病后、产后贫血者有补血、促进康复的作用。

当归乌鸡墨鱼汤

• 滋阴养血、保肝护肾

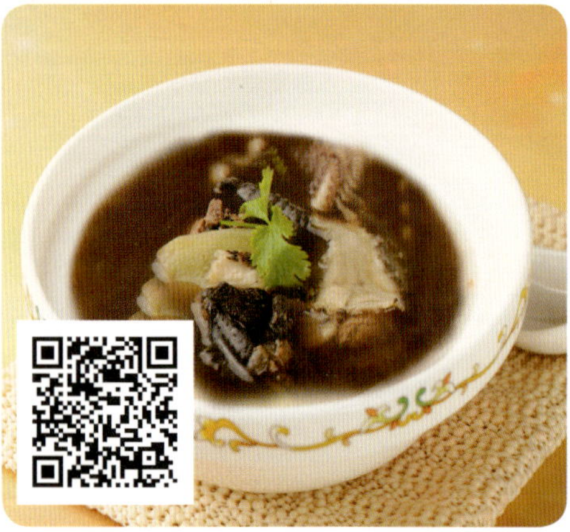

材料 乌鸡块350克，墨鱼块200克，鸡血藤、黄精各20克，当归15克，姜片、葱条各少许

调料 盐3克，鸡粉2克，料酒14毫升，胡椒粉适量

做法 ①将墨鱼、乌鸡汆去血水。

②烧开水，将食材入锅，撒葱条，淋料酒，小火煲60分钟。去葱条，加盐、鸡粉、胡椒粉，搅拌至汤汁入味盛出即成。

扫扫我，可搜索出鸡肉的28种做法

菌菇无花果炖乌鸡

• 益肾填精、降低血压

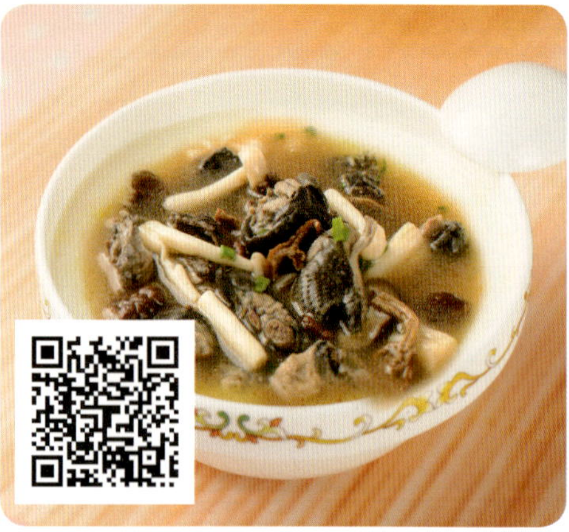

材料 水发茶树菇50克，鲜香菇60克，白玉菇80克，乌鸡500克，无花果30克，姜片20克，葱花少许

调料 盐2克，鸡粉2克，料酒适量

做法 ①白玉菇、茶树菇切段；香菇切片；乌鸡斩成小块，入沸水锅加料酒汆去血水，捞出沥干。

②砂锅中注清水烧开，倒入汆过水的乌鸡块，放入无花果，倒入姜片，加入香菇、茶树菇、白玉菇，淋入适量料酒。盖上盖，烧开后用小火煮30分钟。揭开盖，放入盐、鸡粉，搅匀调味。

③将汤盛入碗中，撒上葱花即可。

鸭肉

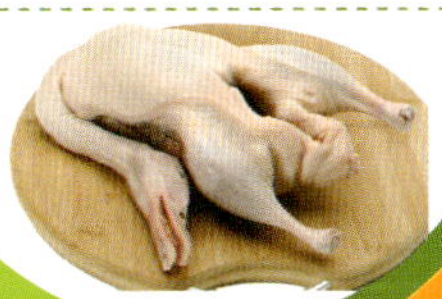

热量：1004.6千焦/100克

最佳烹饪法：炖、煮、蒸、卤

性味归经：性寒、味甘咸；归脾、胃、肺、肾经。

食用建议：营养不良、水肿、低热、食少、女性月经少、大便秘结、癌症、糖尿病、肝硬化腹水、肺结核等患者可常食。

营养功效：鸭肉脂肪含量低，所含脂肪主要是不饱和脂肪酸，能起到保护心脏的作用。

白芍鸭肉烧冬瓜

● 补益中气、祛湿

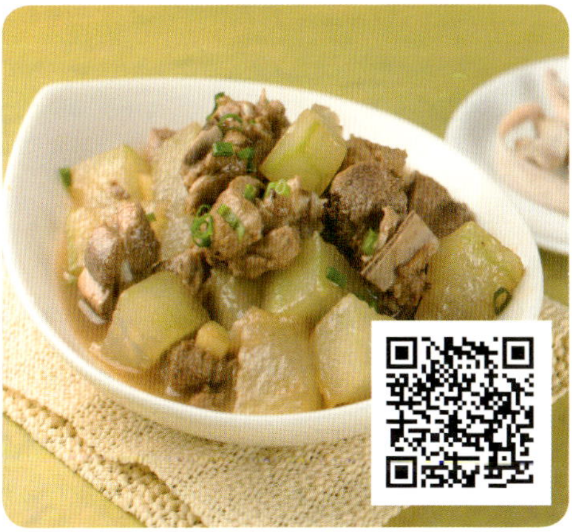

材料 冬瓜300克，鸭肉块400克，白芍8克，姜片、葱花各少许

调料 料酒18毫升，生抽5毫升，蚝油8克，盐2克，鸡粉2克，水淀粉5毫升，食用油适量

做法 ①清水烧开，加白芍，烧开后小火煮至药性析出，将白芍药汁盛出。

②锅中注清水烧开，倒入鸭块、少许料酒，去除血水，捞出，沥干，待用。

③用油起锅，放入姜片、鸭块、剩余料酒、生抽、蚝油、清水、白芍药汁、冬瓜，烧开后转小火焖至熟，大火收汁，放盐、鸡粉、水淀粉，撒上葱花提香即可。

菠萝蜜炒鸭片

● 补充微量元素

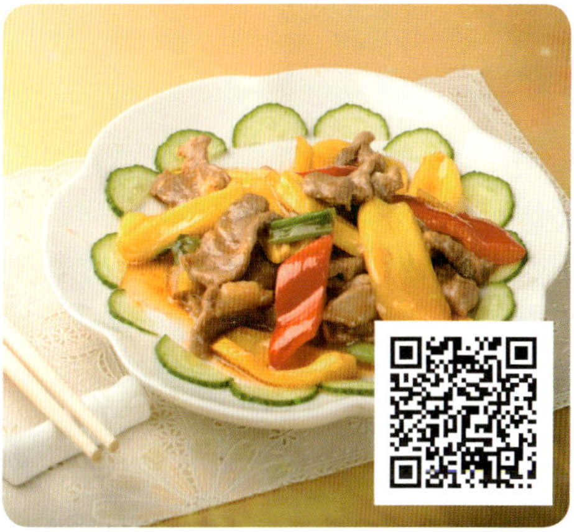

材料 鸭肉270克，菠萝蜜120克，彩椒50克，姜片、蒜末、葱段各少许

调料 盐3克，鸡粉2克，白糖2克，番茄酱5克，料酒10毫升，水淀粉3毫升，食用油适量

做法 ①菠萝蜜果肉切块，彩椒切块，鸭肉切片加全部调料腌渍入味。

②油烧热，倒鸭肉滑油捞出。锅底留油，倒入材料调料炒匀，盛出即可。

扫扫我，可搜索出鸭肉的65种做法

鹅肉

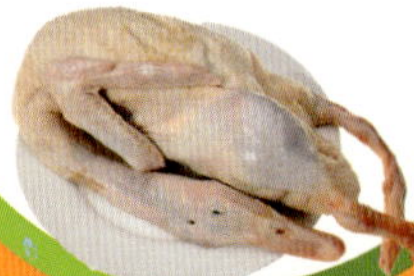

热量：1050.2千焦/100克

最佳烹饪法：炖、煮、蒸、卤

性味归经：性平，味甘；归脾、肺经。

食用建议：身体虚弱、气血不足、营养不良者可常食。

营养功效：鹅肉暖胃生津、补虚益气、祛风湿、防衰老，用于治疗中气不足、消瘦乏力、口渴、气短、咳嗽等症。天气寒冷时吃鹅肉，可以防治感冒和急慢性气管炎。

鹅肉烧冬瓜

• 祛风除湿、暖胃生津

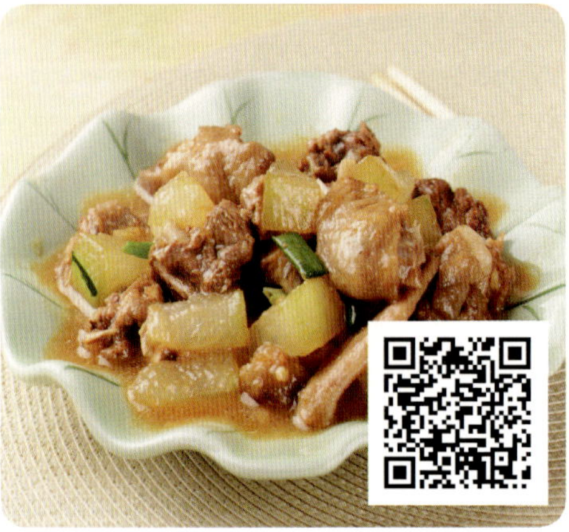

材料 鹅肉400克，冬瓜300克，姜片、蒜末、葱段各少许

调料 盐2克，鸡粉2克，水淀粉10毫升，料酒、生抽各10毫升，食用油适量

做法 ①冬瓜切块；鹅肉氽水备用。

②起油锅，入姜片、蒜末、葱段、鹅肉、料酒、生抽、盐、鸡粉、清水，煮至沸，小火焖至熟软，放入冬瓜块焖至软烂，收汁，倒入水淀粉炒匀即可。

扫扫我，可搜索出鹅肉的10种做法

菌菇冬笋鹅肉汤

• 防癌抗癌、延缓衰老

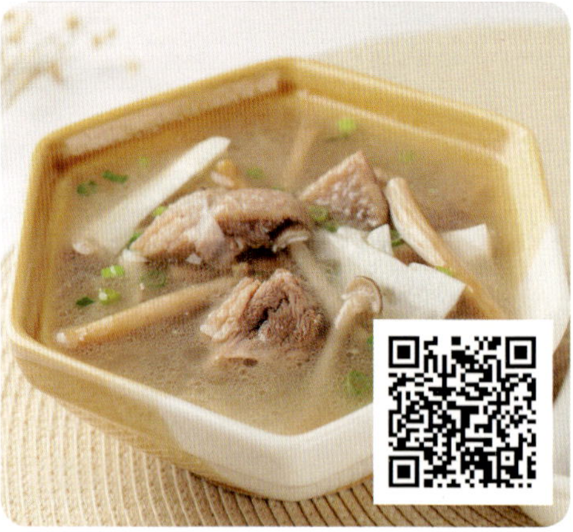

材料 鹅肉500克，茶树菇90克，蟹味菇70克，冬笋80克，姜片、葱花各少许

调料 盐2克，鸡粉2克，料酒20毫升，胡椒粉适量

做法 ①茶树菇和蟹味菇切去老茎，冬笋切片，备用。

②锅中注清水烧开，倒入鹅肉、少许料酒，煮至沸，氽去血水，捞出，沥干，备用。

③锅中注清水烧开，倒入鹅肉、姜片、剩余料酒，烧开后小火炖至熟软，倒入茶树菇、蟹味菇、冬笋片，小火炖至熟透，放入盐、鸡粉、胡椒粉，搅拌入味。

④将汤品盛出装碗，撒上葱花即可。

鸽肉

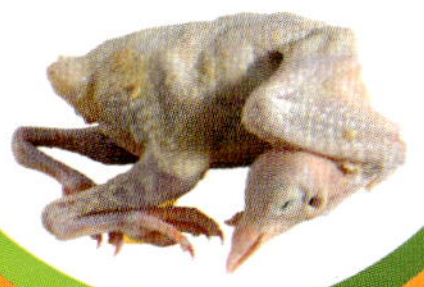

热量：841.4千焦/100克

最佳烹饪法：炖、煮、蒸、煲

性味归经：性平，味咸；归肝、肾经。

食用建议：特别适合肾虚体弱者、心神不宁者、儿童、体力透支者食用。

营养功效：鸽肉具有补肾、益气、养血之功效。鸽血中富含血红蛋白，促进术后伤口愈合。女性常食，可调补气血、提高性欲。乳鸽肉中的软骨素，可使皮肤白嫩、细腻。

香菇蒸鸽子

• 补肾益气、补充蛋白质

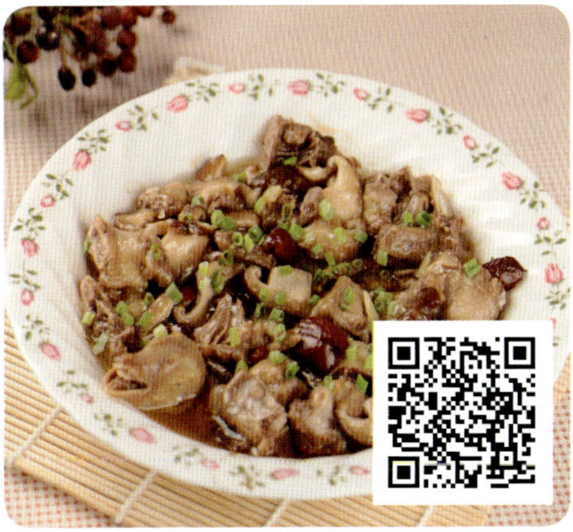

|材料| 鸽子肉350克，鲜香菇40克，红枣20克，姜片、葱花各少许

|调料| 盐2克，鸡粉2克，生粉10克，生抽4毫升，料酒5毫升，芝麻油、食用油各适量

|做法| ①香菇切粗丝，红枣去核，鸽子肉斩块，把肉块装碗中，加入鸡粉、盐、生抽、料酒、姜片，放入红枣肉、香菇丝、生粉、芝麻油，腌渍入味，蒸盘中放入食材，静置片刻，待用。

②蒸锅上火烧开，放入蒸盘，中火蒸至食材熟透。

③取出食材，撒上葱花，浇热油即成。

百合白果鸽子煲

• 养血嫩肤、通畅血管

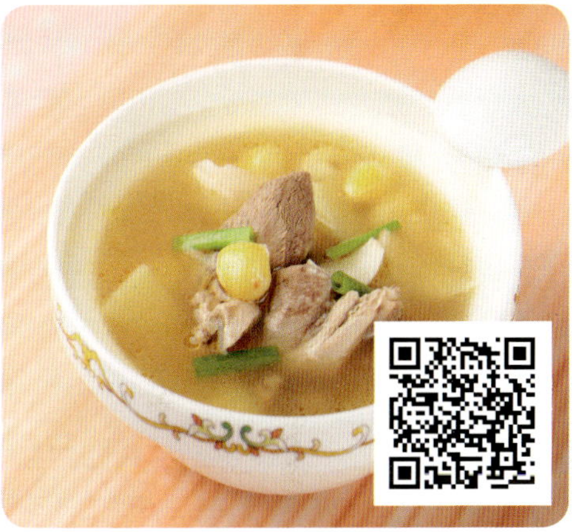

|材料| 干百合30克，白果50克，鸽肉300克，姜片、葱段各少许

|调料| 盐2克，鸡粉2克，料酒10毫升

|做法| ①鸽肉斩块。

②水烧开，倒入鸽肉块煮至沸捞出。

③砂锅中注清水烧开，入干百合、白果、姜片、葱段、鸽肉、料酒，烧开后小火炖至熟烂，放入盐、鸡粉，搅拌入味。

④将煮好的鸽子汤盛出，装碗即可。

扫扫我，可搜索出鸽肉的25种做法

鹌鹑

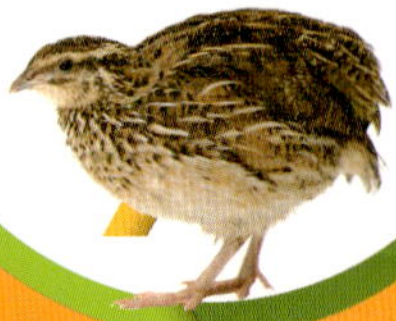

热量：460.2千焦/100克

最佳烹饪法：炖、煮、煲

性味归经：性平，味甘；归大肠、脾、肺经。

食用建议：特别适合老幼病弱者、高血压患者、肥胖症患者食用。

营养功效：鹌鹑肉具有补五脏、益精血、温肾助阳之功效，男子常食，可增强性功能，并增气力，壮筋骨。鹌鹑肉中含有维生素P等成分，常食有防治高血压及动脉硬化之功效。

胡萝卜鹌鹑汤

• 益髓填精、益肝明目

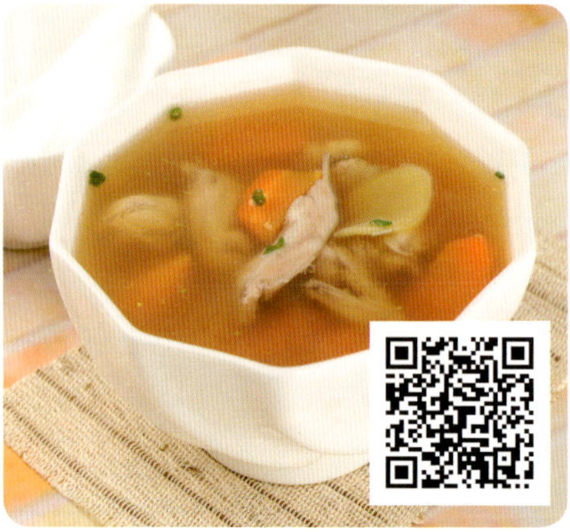

材料 鹌鹑肉200克，胡萝卜120克，猪瘦肉70克，姜片、葱花各少许

调料 盐、鸡粉各2克，料酒5毫升

做法 ①胡萝卜切滚刀块，猪瘦肉切丁，鹌鹑肉切块；水烧开，放入鹌鹑肉、瘦肉、料酒，汆水，捞出沥干。

②水烧开，倒入鹌鹑肉、瘦肉、姜片、胡萝卜、料酒，煲煮熟透，加入盐、鸡粉，转中火续煮至汤汁入味，撒上葱花即成。

扫扫我，可搜索出鹌鹑的6种做法

白萝卜炖鹌鹑

• 滋补五脏、顺气化痰

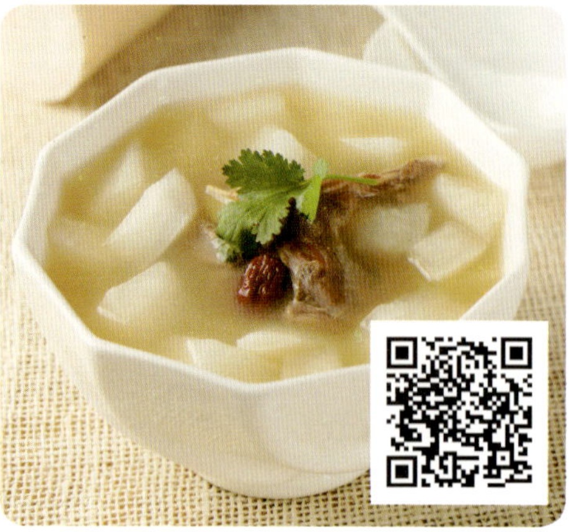

材料 白萝卜300克，鹌鹑肉200克，党参3克，红枣、枸杞各2克，姜片少许

调料 盐2克，鸡粉2克，料酒9毫升，胡椒粉适量

做法 ①白萝卜切块，锅中注水烧开，倒入鹌鹑肉，汆去血渍，淋入料酒，捞出，待用。

②锅中注清水烧开，倒入鹌鹑肉、姜片、党参、枸杞、红枣、料酒，用小火煲煮约30分钟，倒入白萝卜，小火续煮至熟透，加盐、鸡粉、胡椒粉。

③盛出煮好的汤料，装入碗中即可。

鸭蛋

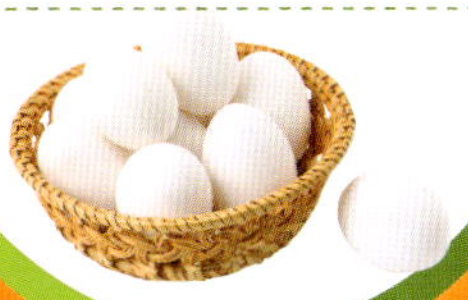

热量：753.1千焦/100克

最佳烹饪法：煮、蒸

性味归经：味甘、咸，性凉；入肺、脾经。

食用建议：肺热咳嗽者、咽喉痛者、泄痢之人可常食。

营养功效：鸭蛋与鸡蛋蛋白质含量相当，矿物质总量远胜鸡蛋，铁、钙含量丰富，能预防贫血，促进骨骼发育；可滋阴养血、润肺美肤；对于咳嗽、泄疾等症有食疗作用。

茭白木耳炒鸭蛋

• 养血补血、清理肠道

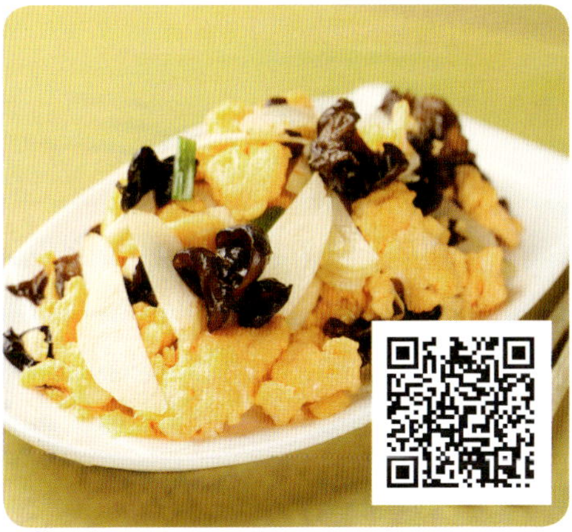

|材料| 茭白300克，鸭蛋2个，水发木耳40克，葱段少许

|调料| 盐4克，鸡粉3克，水淀粉10毫升，食用油适量

|做法| ①木耳切块，茭白切片，鸭蛋打入碗中，放适量盐、鸡粉，倒入水淀粉，调匀。

②锅中注清水烧开，放盐、鸡粉、茭白、木耳，煮至七成熟，捞出，用油起锅，倒入蛋液，搅散，炒至七成熟，盛出备用。

③另起锅，注油烧热，放入葱段、茭白、木耳、鸭蛋、盐、鸡粉、水淀粉，炒匀，盛出即可。

鸭蛋鱼饼

• 补充蛋白质、滋阴养血

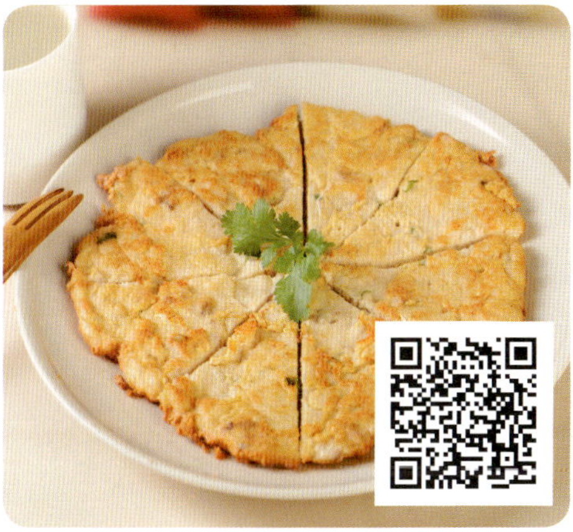

|材料| 鱼肉泥270克，鸭蛋1个，葱花少许

|调料| 盐3克，鸡粉2克，食用油少许

|做法| ①取一个大碗，倒入鱼肉泥，加少许盐、鸡粉，拌匀调味。打入鸭蛋，撒上葱花，搅匀。

②煎锅加油，旺火烧至三成热。转小火，倒入拌好的鱼肉泥，摊开，铺成饼状。晃动煎锅，煎至成形。翻转鱼饼，用小火煎至两面熟透，盛出切块即可。

扫扫我，可搜索出鸭蛋的3种做法

鸡蛋

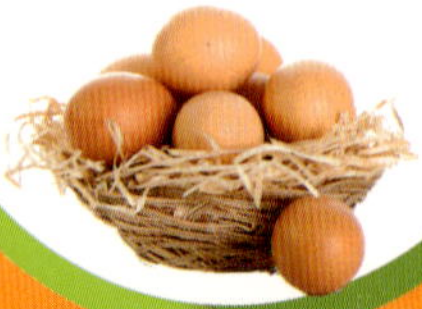

- 热量：602.8千焦/100克
- 最佳烹饪法：蒸、煮、冲

性味归经：性味甘、平；归脾、胃经。

食用建议：体质虚弱者、营养不良者、贫血及妇女产后病后调养、婴幼儿发育期补养可常食。

营养功效：鸡蛋具有补阴养血、健脑益智、保护肝脏、延缓衰老的功效，用于气血不足、热病烦渴、胎动不安等，可扶助正气。

桂圆炒鸡蛋

• 滋阴养血、延缓衰老

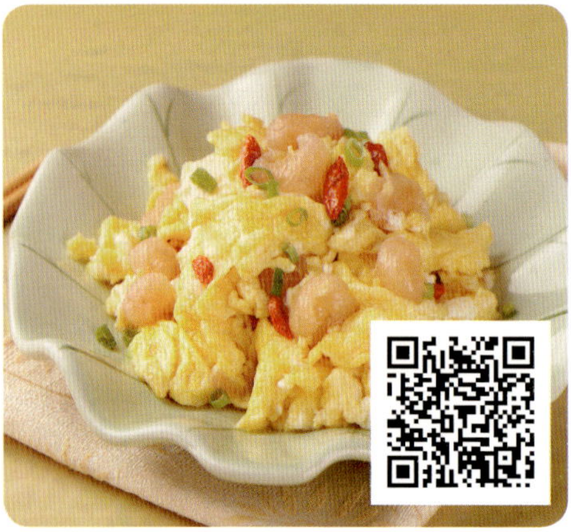

|材料| 鸡蛋3个，鲜桂圆肉60克，枸杞10克，葱花少许

|调料| 盐2克，鸡粉2克，水淀粉、食用油各适量

|做法| ①鸡蛋打入碗中，加少许盐、鸡粉、水淀粉，打散、调匀。

②用油起锅，倒入调好的蛋液，炒至成形。放入鲜桂圆肉，翻炒匀。加入枸杞炒至入味。装盘，撒葱花即可。

扫扫我，可搜索出鸡蛋的203种做法

鸡蛋豆腐饼

• 健脑益智、补充蛋白质

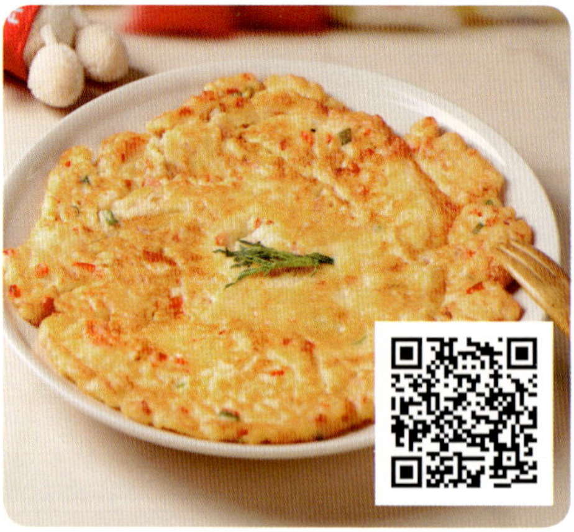

|材料| 豆腐200克，鸡蛋1个，西红柿35克，彩椒20克，葱花少许

|调料| 盐1克，鸡粉2克，芝麻油3毫升，面粉、食用油各适量

|做法| ①彩椒切粒；西红柿切丁；豆腐捣成泥。

②鸡蛋在碗中打散，倒入西红柿、彩椒，撒葱花，加盐、鸡粉，拌匀。倒入豆腐泥，拌匀。撒上适量面粉，淋入芝麻油，拌至呈面糊状。

③煎锅加油烧至三四成热，倒入面糊，转小火，摊煎至两面焦香。

④将豆腐饼盛入盘中，撒上葱花即可。

牛奶

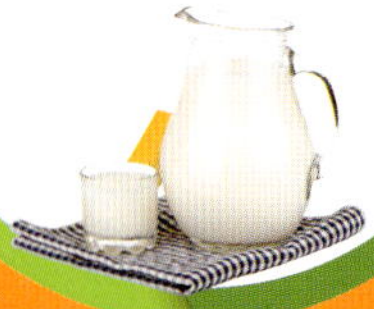

热量：226.0千焦/100克

最佳烹饪法：煮粥、做沙拉、泡茶

性味归经：味甘，性平、微寒；入心、肺经。

食用建议：适合老年人、血压偏高者、中等及严重缺钙的人、少儿、老年人、易怒、失眠者以及工作压力大的女性食用。

营养功效：牛奶可防止皮肤干燥暗沉、促进皮肤新陈代谢、补虚损、益肺胃，用于久病体虚、气血不足、营养不良等病症。

大良炒牛奶

• 增强免疫力

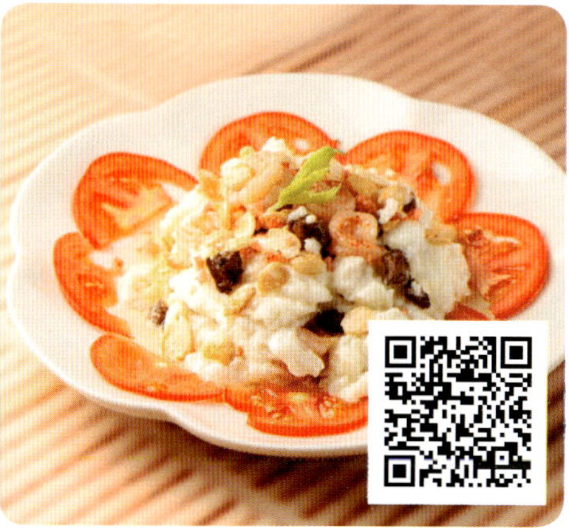

|材料| 牛奶150毫升，鸡蛋2个，虾仁35克，北杏仁25克，熟鸡肝40克，火腿15克

|调料| 盐3克，鸡粉3克，水淀粉3毫升，生粉20克，食用油适量

|做法| ①熟鸡肝切丁；火腿切粒；虾仁加盐、鸡粉、水淀粉拌匀；取蛋清。

②取部分牛奶，加生粉调匀。倒入剩余牛奶中，淋入蛋清，加盐、鸡粉，调匀。杏仁炸至微黄，捞出；火腿粒、鸡肝、虾仁分别炸出香味，捞出。

③锅底留油，倒牛奶，小火炒匀。放入炸好的鸡肝和虾仁，炒匀。

④盛出，撒上杏仁，放上火腿粒即可。

花生银耳牛奶

• 美容养颜、润肺化痰

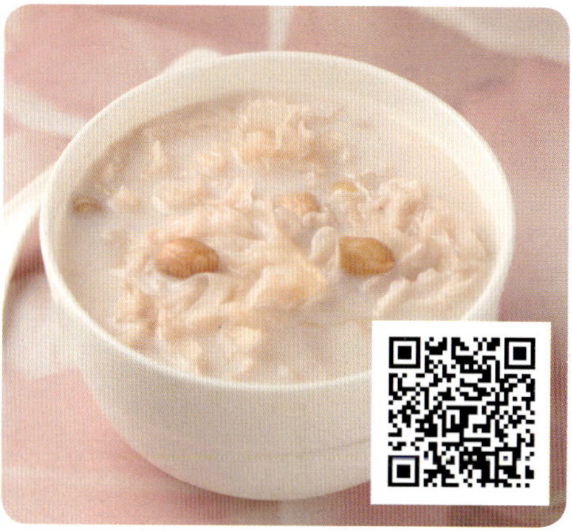

|材料| 花生80克，水发银耳150克，牛奶100毫升

|做法| ①银耳切小块，备用。

②砂锅中注清水烧开，放入洗净的花生米、切好的银耳，搅拌匀。

③盖上锅盖，大火烧开后用小火煮约20分钟。

④揭开盖，倒入牛奶，拌匀，煮至沸。

⑤盛出煮好的银耳牛奶，装入碗即可。

扫扫我，可搜索出牛奶的47种做法

酸奶

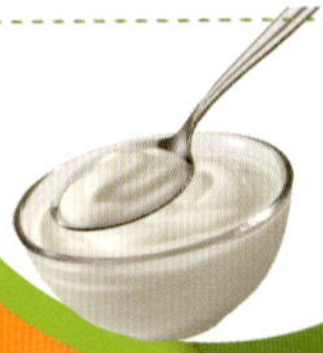

热量：301.4千焦/100克

最佳烹饪法：凉拌、直接食用

性味归经： 性平、味酸甘。

食用建议： 适宜身体虚弱，气血不足，营养不良，肠燥便秘、消化道癌症病人、高胆固醇血症、皮肤干燥之人食用。

营养功效： 酸奶补虚开胃、润肠通便、降血脂。有助于维护肠道菌群生态平衡，抑制有害菌对肠道的入侵；提高人体免疫功能。

榛子腰果酸奶

• 提高机体免疫力

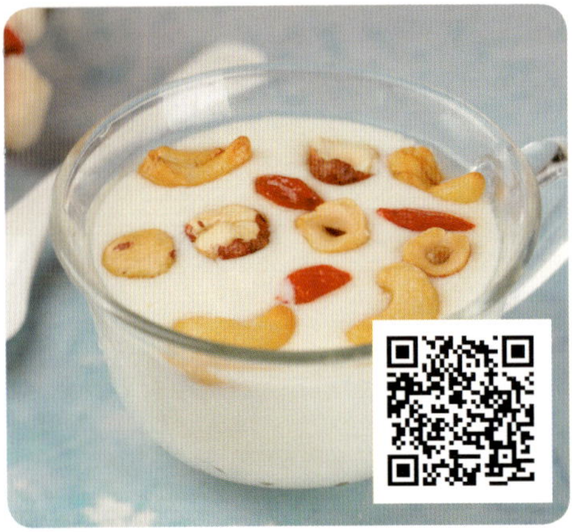

材料 榛子40克，腰果45克，枸杞10克，酸奶300克

做法 ①热锅注油，烧至四成热，倒入腰果、榛子，炸出香味，将腰果和榛子捞出，沥干。

②将酸奶装入杯中，放入腰果、榛子，再摆上枸杞即可。

扫扫我，可搜索出酸奶的16种做法

水果酸奶沙拉

• 润肠通便、补虚开胃

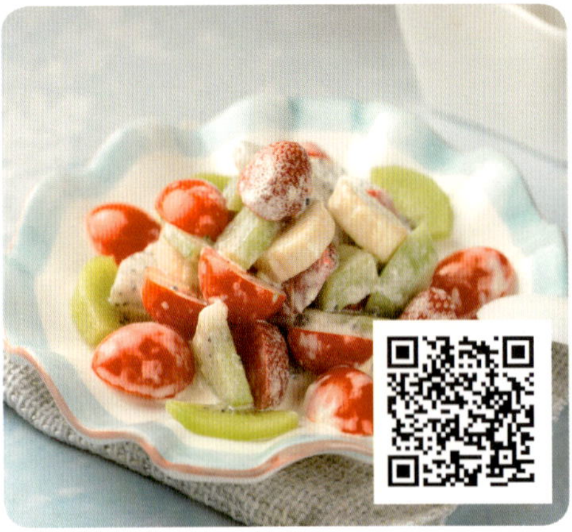

材料 火龙果120克，香蕉110克，猕猴桃、圣女果各100克，草莓95克，酸牛奶100毫升

调料 沙拉酱10克

做法 ①圣女果切小块，草莓切小块，香蕉果肉切小块，猕猴桃切小块，火龙果果肉切小块。

②把水果装入碗中，倒入酸牛奶、沙拉酱，搅拌至入味。

③将拌好的水果沙拉盛入盘中即可。

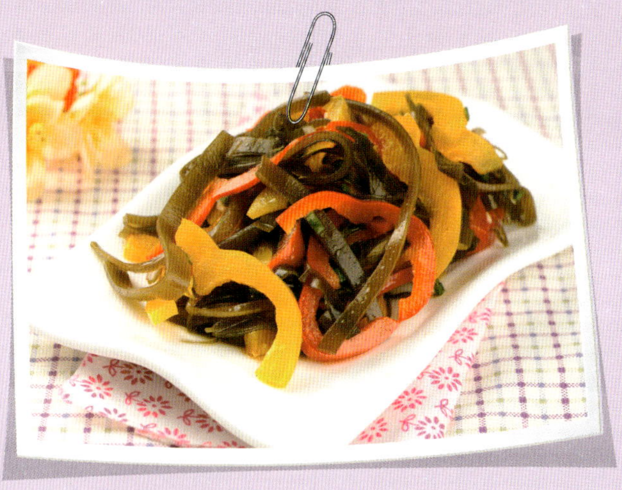

Part 3

精选常见水产类食物健康吃法

水产类食物包括鱼类、虾类、贝类、海带、紫菜等。水产品是营养素含量非常均衡的一类食物，首先，其蛋白质含量丰富，品质优良，易被人体消化吸收，其中鱼肉的蛋白质含量一般为15%～24%，有些水产干品的蛋白质高达70%，所有的水产品种均含有人体必需的八种氨基酸。其次，水产品脂肪含量低，且含有人体所需的各种矿物质，如金枪鱼、海带含有大量的碘，紫菜含有丰富的硒，牡蛎含有很多的锌以及小鱼干含有大量的钙等。

草鱼

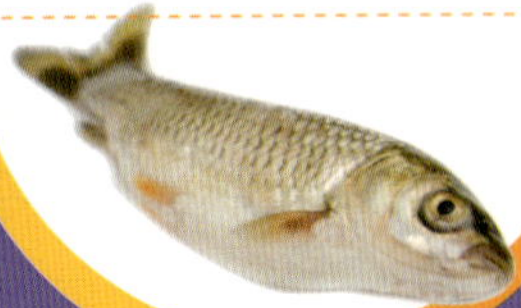

热量：473.0千焦/100克

最佳烹饪法：炖、煮、蒸

性味归经：性温，味甘、无毒；归肝、胃经。

食用建议：冠心病、高血压、高血脂、心血管疾病患者，及水肿、肺结核、风湿头痛、产后乳少、体虚气弱者可常食。

营养功效：草鱼暖胃平肝、祛风除痹、截疟、降压、祛痰，是温中补虚首选。对增强体质、延缓衰老有疗效，还可预防乳腺癌。

木瓜草鱼汤

• 祛风活痹、润肺止咳

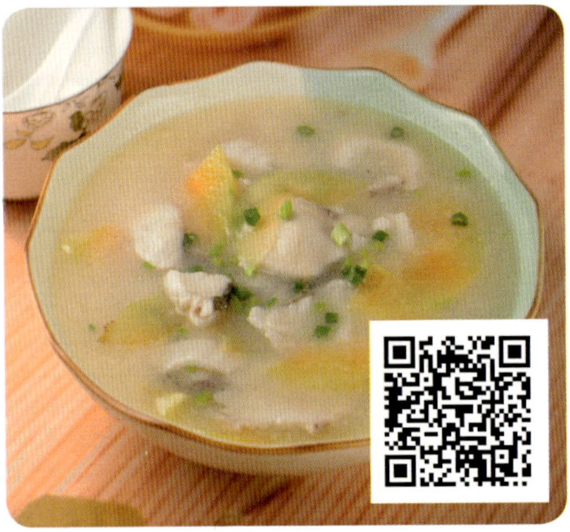

|材料| 草鱼肉300克，木瓜230克，姜片、葱花各少许

|调料| 水淀粉6毫升，盐3克，鸡粉3克，炼乳、胡椒粉、食用油各适量

|做法| ①木瓜切片，草鱼片切片，鱼片装碗，放调味料腌渍10分钟。

②用油起锅，放姜片、木瓜、水焖煮至沸，加炼乳，加盐、鸡粉、胡椒粉、鱼片，煮至沸腾。盛出撒入葱花即可。

扫扫我，可搜索出草鱼的59种做法

茶树菇草鱼汤

• 暖胃平肝、防癌抗癌

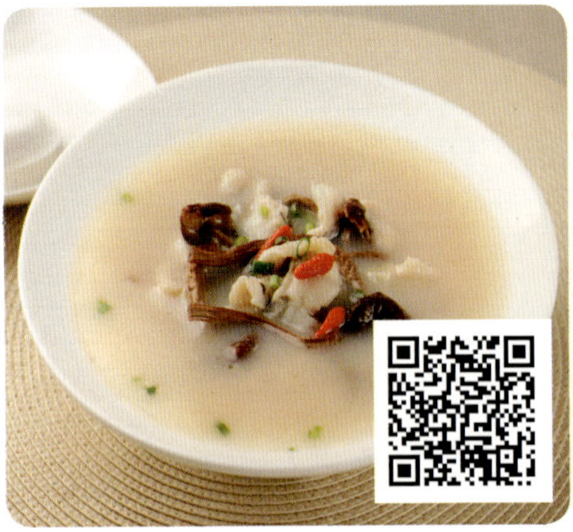

|材料| 水发茶树菇90克，草鱼肉200克，姜片、葱花各少许

|调料| 盐3克，鸡粉3克，胡椒粉2克，料酒5毫升，芝麻油3毫升，水淀粉4毫升

|做法| ①茶树菇去老茎，草鱼切片。

②鱼片中加料酒、盐、鸡粉、胡椒粉、水淀粉、芝麻油，腌渍10分钟，清水烧开，放入茶树菇，煮至七成熟，捞出，

③另起锅，清水烧开，倒入茶树菇、姜片、芝麻油、盐、鸡粉、胡椒粉、鱼片，煮至鱼片变色，把汤料盛出，撒入葱花即可。

鳕鱼

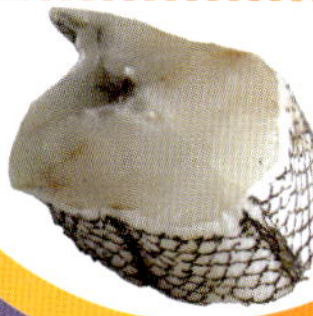

热量：368.4千焦/100克

最佳烹饪法：炖、煮、蒸、烧

性味归经：性平，味甘；入肝、胃经。

食用建议：便秘、脚气、咯血等患者可常食。

营养功效：鳕鱼肉、骨、鳔、肝均可入药，对咯血、便秘、外伤创面及阴道、子宫颈炎等有食疗效果。其胰腺富含胰岛素，对糖尿病也有辅助功效。鳕鱼的肝油品质较高，具有抑制结核杆菌、迅速液化坏疽组织等功效。

四宝鳕鱼丁

• 活血止血、促进伤口愈合

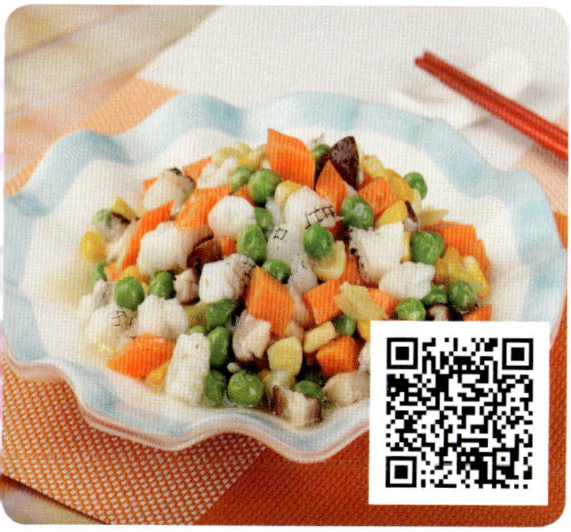

|材料| 鳕鱼肉200克，胡萝卜150克，豌豆100克，玉米粒90克，鲜香菇50克，姜片、蒜末、葱段各少许

|调料| 盐3克，鸡粉2克，料酒5毫升，水淀粉、食用油各适量

|做法| ①鳕鱼、胡萝卜、香菇切丁；鳕鱼中加盐、鸡粉、水淀粉、食用油腌渍。

②清水烧热，加入盐、鸡粉、食用油、豌豆、胡萝卜、香菇、玉米粒，焯煮断生；油烧至五成热，将鳕鱼煎至变色。

③用油起锅，放姜片、蒜末、葱段、鳕鱼、盐、鸡粉、料酒，炒熟，倒入水淀粉炒匀即成。

鳕鱼蒸鸡蛋

• 润肠通便、补充蛋白质

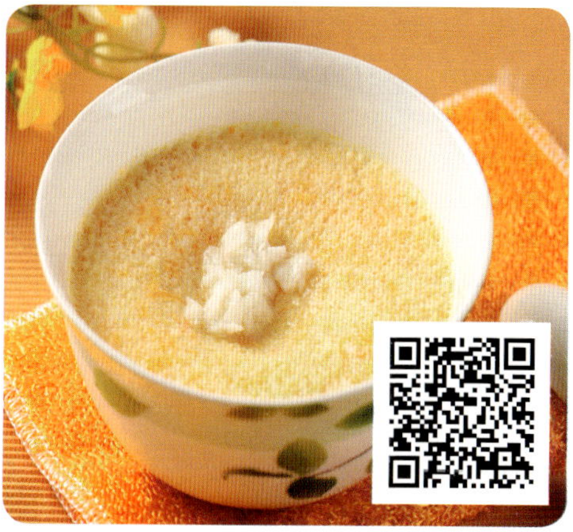

|材料| 鳕鱼100克，鸡蛋2个，南瓜150克

|调料| 盐1克

|做法| ①南瓜切片，鸡蛋入碗调匀，烧开蒸锅，放南瓜、鳕鱼，中火蒸至熟，取出，把鳕鱼、南瓜剁成泥状。

②在蛋液中加入南瓜、部分鳕鱼，放入盐，拌匀，将材料装入另一个碗中，放在烧开的蒸锅内，用小火蒸8分钟。

③取出，放上剩余的鳕鱼肉即可。

扫扫我，可搜索出鳕鱼的7种做法

鲤鱼

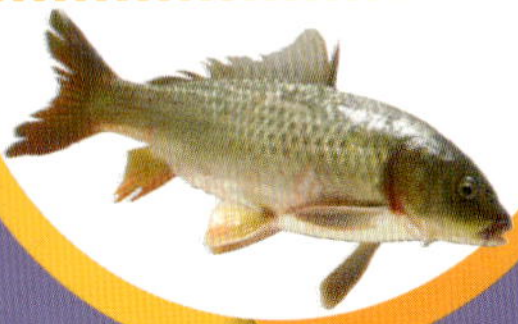

热量：456.1千焦/100克

最佳烹饪法：煮、炖、烧

性味归经：味甘，性平；入脾、肾、肺经。

食用建议：适用于食欲低下、胎动不安、营养不良性水肿、女性妊娠水肿、肾炎水肿、黄疸肝炎、肝硬化腹水、咳喘等病症者。

营养功效：鲤鱼有健胃、催乳、利水之功效。鲤鱼肉中所含不饱和脂肪酸，有促进大脑发育的作用，还能很好地降低胆固醇。

豉油蒸鲤鱼

• 利水化湿、促进大脑发育

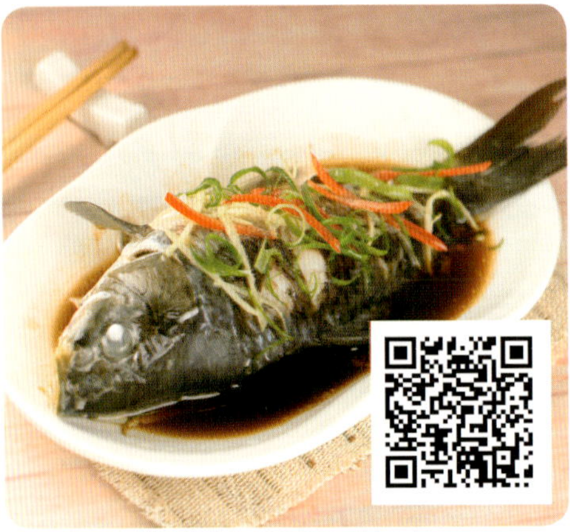

|材料| 净鲤鱼300克，姜片20克，葱条15克，彩椒丝、姜丝、葱丝各少许

|调料| 盐3克，胡椒粉2克，蒸鱼豉油15毫升，食用油少许

|做法| ①蒸盘上摆上葱条、鲤鱼、姜片、盐，腌渍片刻。

②入锅蒸熟，取出鲤鱼、拣出姜片、葱条，放入姜丝、彩椒丝、葱丝、胡椒粉、热油、蒸鱼豉油即成。

扫扫我，可搜索出鲤鱼的13种做法

紫苏烧鲤鱼

• 健脾和胃、宽中理气

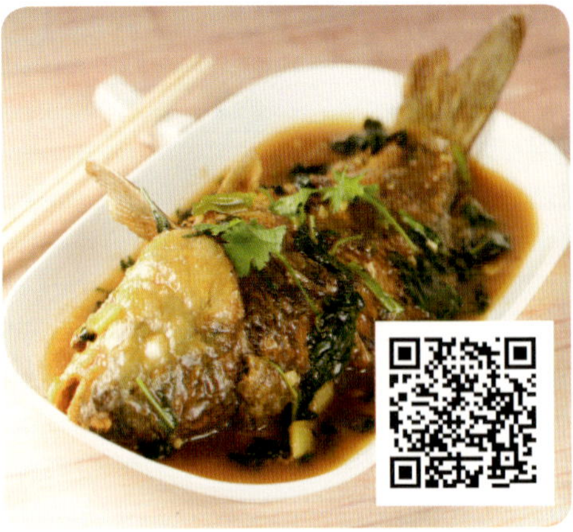

|材料| 鲤鱼1条，紫苏叶30克，姜片、蒜末、葱段各少许

|调料| 盐4克，鸡粉3克，生粉20克，生抽5毫升，水淀粉10毫升，食用油适量

|做法| ①紫苏叶切段，鲤鱼上撒上盐、鸡粉，生粉，腌渍片刻。

②热锅注油，烧至六成热，放入鲤鱼，炸至金黄色，装入盘中，备用。

③锅底留油，放入姜片、蒜末、葱段、清水、生抽、盐、鸡粉、鲤鱼，煮至入味，倒入紫苏叶，煮片刻至熟软，鲤鱼捞出，装入盘中，汤汁加热，淋入水淀粉，将芡汁浇在鱼身上即可。

鲫鱼

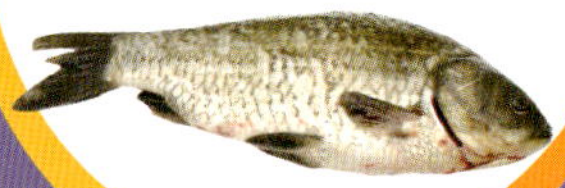

热量 ：451.9千焦/100克

最佳烹饪法：炖、煮、蒸

性味归经：性平，味甘；归脾、胃、大肠经。

食用建议：慢性肾炎水肿，肝硬化腹水、营养不良性水肿、孕妇产后缺乳、脾胃虚弱、小儿麻疹初期、慢性久痢等病症者可常食。

营养功效：鲫鱼中富含蛋白质、氨基酸，易被人体吸收，对促进脑发育，降低胆固醇和血液粘稠度、预防心脑血管疾病有明显作用。

山药蒸鲫鱼

• 补益中气、温补脾胃

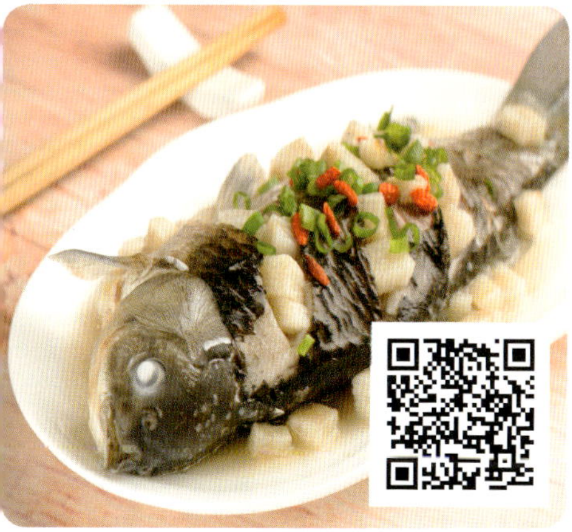

|材料| 鲫鱼400克，山药80克，葱条30克，姜片20克，葱花、枸杞各少许

|调料| 盐2克，鸡粉2克，料酒8毫升

|做法| ①山药切粒，鲫鱼两面切一字花刀。

②鲫鱼装入碗中，放入姜片、葱条、料酒、盐、鸡粉，腌渍入味，鲫鱼装入盘中，撒上山药粒、姜片。

③蒸盘放蒸锅中，大火蒸至熟透，取出山药鲫鱼，夹去姜片，撒上葱花、枸杞即可。

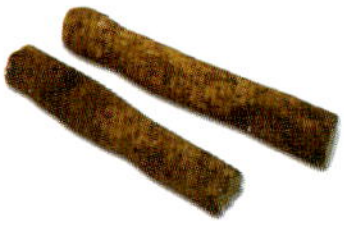

黄花菜鲫鱼汤

• 降低胆固醇、血液黏稠度

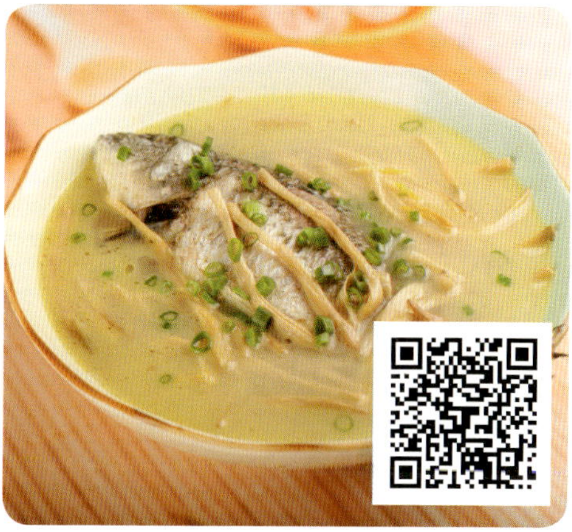

|材料| 鲫鱼350克，水发黄花菜170克，姜片、葱花各少许

|调料| 盐3克，鸡粉2克，料酒10毫升，胡椒粉少许，食用油适量

|做法| ①锅中注油烧热，放姜片爆香，放鲫鱼煎出焦香味，盛出待用。

②锅中注开水，放入鲫鱼、料酒、盐、鸡粉、胡椒粉、黄花菜，中火煮3分钟。

③把鱼汤盛出撒上葱花即可。

扫扫我，可搜索出鲫鱼的25种做法

鲈鱼

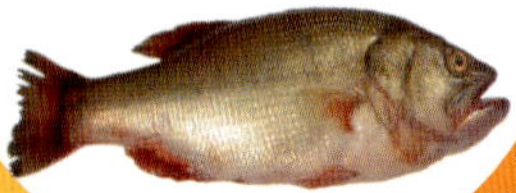

热量：439.6千焦/100克

最佳烹饪法：蒸、煮

性味归经：性平、淡，味甘；归肝、脾、肾经。

食用建议：贫血头晕、慢性肾炎、习惯性流产、女性妊娠水肿、胎动不安、产后乳汁缺乏者可常食。

营养功效：鲈鱼可健脾益肾、补气安胎，对慢性肠炎、习惯性流产等有疗效。鱼肉富含蛋白质，对儿童和中老年人骨骼组织也有益。

清蒸开屏鲈鱼

• 健脾益肾、补气安胎

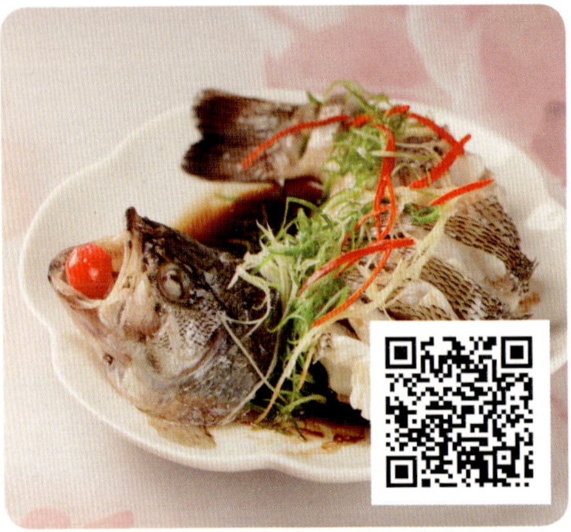

|材料| 鲈鱼500克，姜丝、葱丝、彩椒丝各少许

|调料| 盐2克，鸡粉2克，胡椒粉少许，料酒8毫升

|做法| ①鲈鱼切相连的块状，装碗，放盐、鸡粉、胡椒粉、料酒腌渍10分钟，装盘摆成孔雀开屏造型，入锅蒸熟。

②取出后撒上姜丝、葱丝、彩椒丝、热油，激出香味，淋上蒸鱼豉油即可。

扫扫我，可搜索出鲈鱼的27种做法

剁椒蒸鲈鱼

• 补充蛋白质、有益骨骼

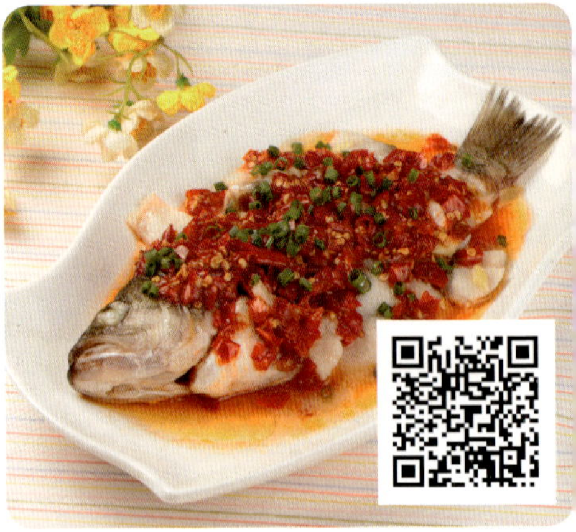

|材料| 净鲈鱼300克，剁椒45克，姜片、葱花各少许

|调料| 盐3克，鸡粉2克，生粉15克，料酒5毫升，水淀粉、食用油各适量

|做法| ①把鲈鱼片放在碗中，加入盐、鸡粉、水淀粉、姜片、食用油，腌渍至入味，剁椒装在碗中，倒入生粉、鸡粉、油，拌匀，制成味汁，待用。

②蒸盘中摆好鱼骨，撒上盐、料酒、鱼片，放入味汁铺匀，蒸锅上火烧开，放入蒸盘，大火蒸至熟透，取出撒上葱花，淋上热油即可。

鳝鱼

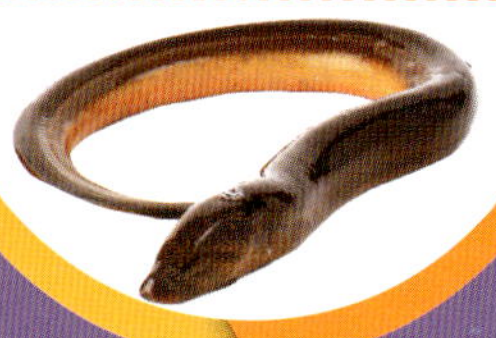

- 热量：372.4千焦/100克
- 最佳烹饪法：炒、煮

性味归经：性温，味甘；入肝、脾、肾经。

食用建议：身体虚弱、气血不足、风湿痹痛、四肢酸痛、高血脂、冠心病、动脉硬化、糖尿病患者可常食。

营养功效：鳝鱼可补气养血、去风湿、强筋骨，降低血液中胆固醇浓度，预防心血管疾病，还可治疗面部神经麻痹、中耳炎等症。

生蒸鳝鱼段

• 祛风湿、强筋骨

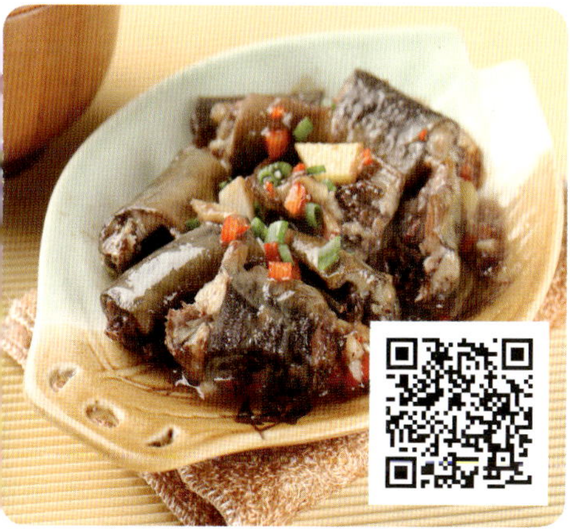

材料 鳝鱼300克，红椒35克，姜片、蒜末、葱花各少许

调料 盐2克，料酒3毫升，鸡粉2克，生粉6克，胡椒粉、生抽、食用油各适量

做法 ①红椒切粒，鳝鱼切段。

②将鳝鱼段装入碗中，放入蒜末、姜片、红椒粒、盐、料酒、鸡粉、胡椒粉、生抽、生粉、油，腌渍15分钟。

③把鳝鱼段装入盘中，放入蒸锅中，中火蒸至熟，取出浇上热油、葱花即可。

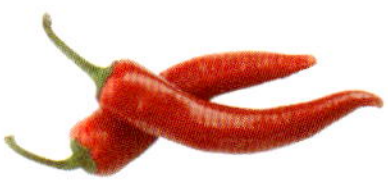

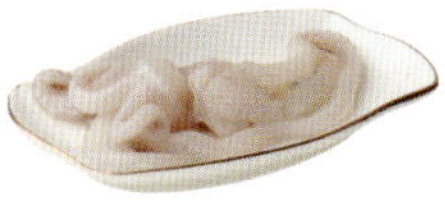

淮山鳝鱼汤

• 补气养血、降低血糖

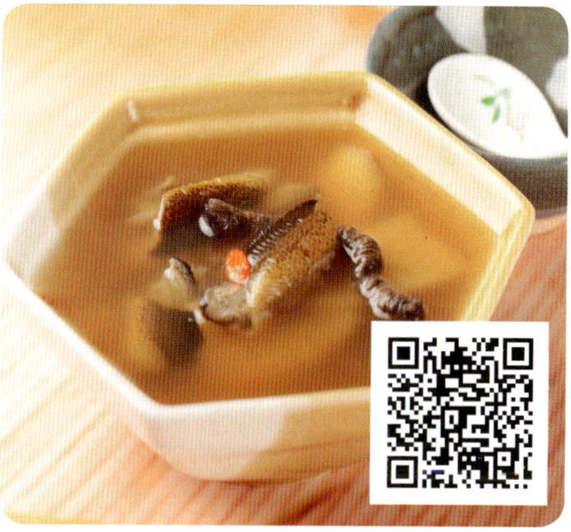

材料 鳝鱼120克，巴戟天10克，淮山35克，黄芪10克，枸杞10克，姜片少许

调料 盐2克，鸡粉2克，料酒10毫升

做法 ①鳝鱼切段。

②锅中注清水烧开，放入鳝鱼段，汆煮至变色，捞出，待用。

③砂锅中注清水烧开，放入姜片、枸杞、药材、鳝鱼段、料酒，烧开后小火煮至熟透，放入盐、鸡粉即可。

扫扫我，可搜索出鳝鱼的29种做法

甲鱼

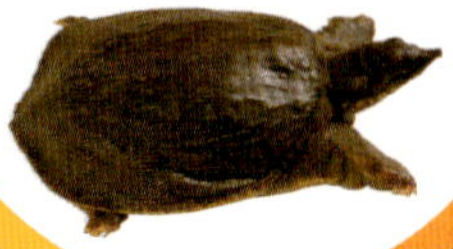

热量：1205.6千焦/100克

最佳烹饪法：煮、炖、蒸

性味归经：性平、味甘；归肝经。

食用建议：腹泻、疟疾、痨热、肺结核有低热、骨结核、贫血、脱肛、子宫脱垂、崩漏带下等症患者可常食。

营养功效：甲鱼具有益气补虚、滋阴壮阳等功效，对降低血胆固醇、高血压、冠心病具有一定的辅助疗效。还可提高人体免疫力。

人参核桃甲鱼汤

• 滋阴壮阳、益髓填精

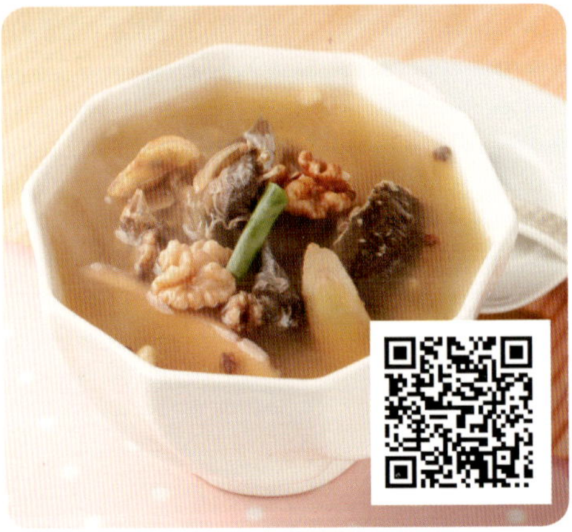

|材料| 甲鱼500克，核桃20克，人参8克，五味子8克，甘草3克，淮山3克，杏仁10克，陈皮、葱段、姜片少许

|调料| 料酒10毫升，盐2克，鸡粉2克，胡椒粉少许

|做法| ①锅中注水烧开，放甲鱼、葱段、料酒，氽去血水，捞出，备用。

②砂锅中注水烧开，放姜片、药材、甲鱼、料酒，煮至熟透，放调料调味。

扫扫我，可搜索出甲鱼的00种做法

山药甲鱼汤

• 提高人体免疫力

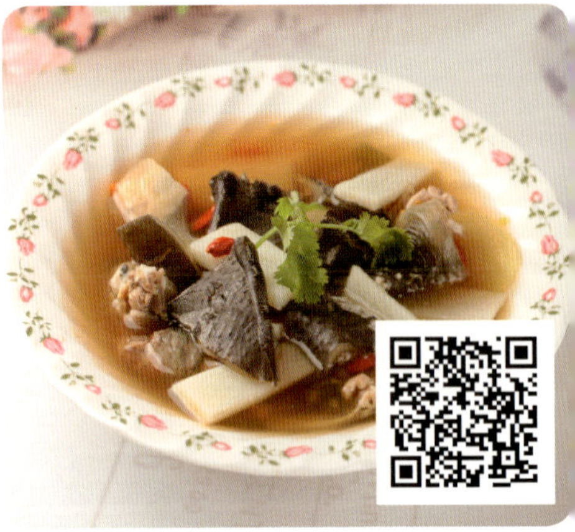

|材料| 甲鱼块700克，山药130克，姜片45克，枸杞20克

|调料| 料酒20毫升，盐2克，鸡粉2克

|做法| ①山药切片，锅中注清水烧开，倒入甲鱼块、料酒，煮沸后，氽去血水，捞出，沥干。

②砂锅注清水烧开，放入枸杞、姜片、甲鱼块、料酒，烧开后小火炖20分钟，放入山药，小火炖10分钟，将山药炖熟，放盐、鸡粉。

③将甲鱼汤盛出即可。

鱿鱼

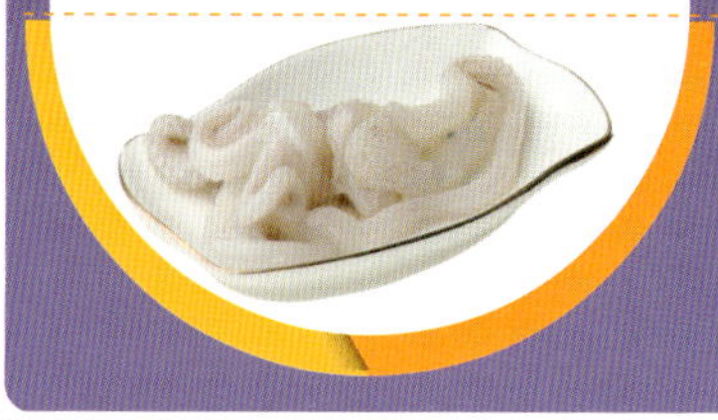

热量：1310.2千焦/100克

最佳烹饪法：炖、煮

性味归经：性温、味甘；归肝、肾经。

食用建议：骨质疏松、缺铁性贫血、月经不调、减肥者可常食。

营养功效：鱿鱼具有补虚养气、滋阴养颜等功效，可降低血中胆固醇浓度、调节血压、保护神经纤维、活化细胞，对预防血管硬化、胆结石的形成、补充脑力等有食疗功效。

蒜薹拌鱿鱼

• 补虚养气、调节血压

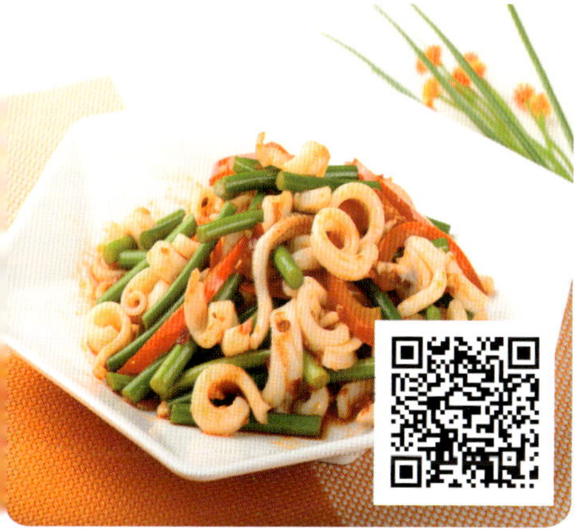

材料 鱿鱼肉200克，蒜薹120克，彩椒45克，蒜末少许

调料 豆瓣酱8克，盐3克，鸡粉2克，生抽4毫升，料酒5毫升，辣椒油、芝麻油、食用油各适量

做法 ①把鱿鱼丝装入碗中，加入盐、鸡粉、料酒，腌渍入味。

②清水烧开，放入食用油、蒜薹、彩椒、盐，焯煮至断生后捞出，沸水锅中倒入鱿鱼，汆煮约1分钟，捞出。

③将蒜薹和彩椒倒入碗中，加鱿鱼丝、盐、鸡粉、豆瓣酱、蒜末、辣椒油、生抽、芝麻油，搅拌入味，摆好盘即成。

干煸鱿鱼丝

• 滋阴润燥、补充脑力

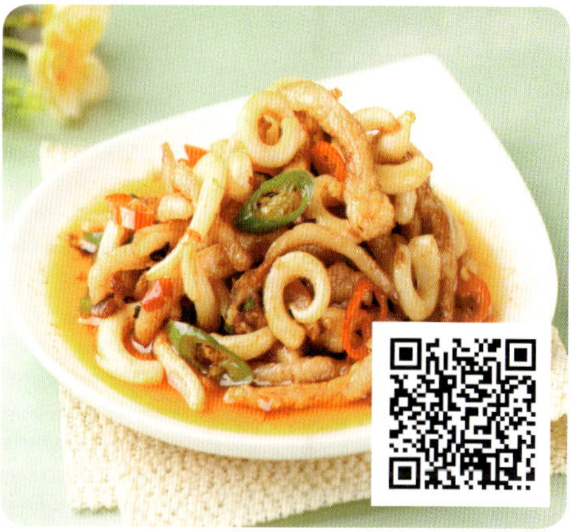

材料 鱿鱼200克，猪肉300克，青椒30克，红椒30克，蒜末、干辣椒、葱花各少许

调料 盐3克，鸡粉3克，料酒8毫升，生抽5毫升，辣椒油5毫升，豆瓣酱10克，食用油适量

做法 ①猪肉汆水备用，鱿鱼加盐、鸡粉、料酒腌渍，汆水备用。

②用油起锅，放猪肉条、鱿鱼丝，和调味料一起翻炒，最后盛出装盘即可。

扫扫我，可搜索出鱿鱼的38种做法

虾

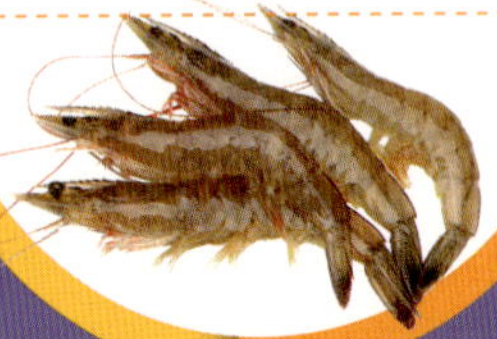

热量：339.1千焦/100克

最佳烹饪法：煮、蒸、焖

性味归经： 性温，味甘、咸；归脾、肾经。

食用建议： 肾虚阳痿、男性不育症者，腰脚虚弱无力、小儿麻疹、水痘、中老年人缺钙所致的小腿抽筋等病症者及孕妇可常食。

营养功效： 虾可补肾、壮阳、通乳。用治阳痿体倦、腰膝酸软、筋骨疼痛、失眠，产后乳少等症；其中微量元素硒能有效预防癌症。

鲜菇蒸虾盏

• 补充微量元素

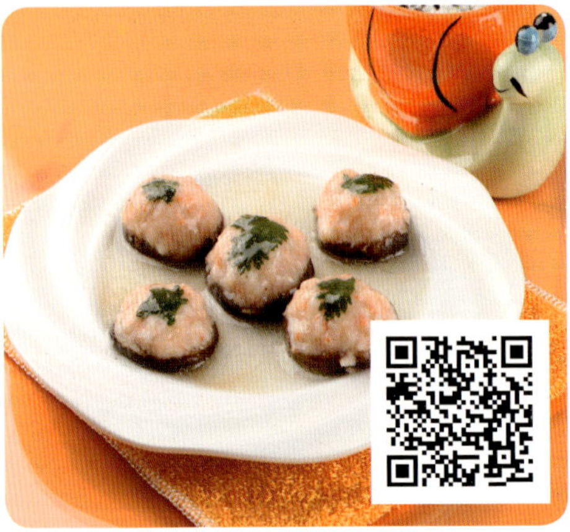

材料 鲜香菇70克，虾仁60克，香菜叶少许

调料 盐3克，鸡粉2克，胡椒粉少许，生粉12克，黑芝麻油4毫升，水淀粉、食用油各适量

做法 ①虾仁剁泥加盐、鸡粉、胡椒粉、水淀粉制成虾胶，香菇焯水至断生。

②香菇置盘中，虾胶抹匀，加香菜叶制成虾盏，置蒸锅蒸熟。用油起锅，注水烧热，加调味料制成味汁浇在虾盏上。

扫扫我，可搜索出虾的200种做法

猴头菇鲜虾烧豆腐

• 补肾壮阳、通乳

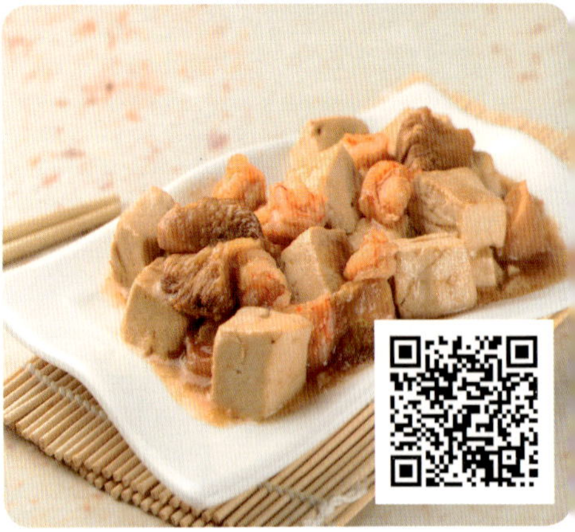

材料 水发猴头菇70克，豆腐200克，虾仁60克

调料 盐2克，蚝油8克，生抽5毫升，料酒5毫升，水淀粉7毫升，芝麻油2毫升，鸡粉、食用油各适量

做法 ①豆腐、猴头菇切块，虾仁去虾线。

②虾仁加料酒、盐、鸡粉、水淀粉、芝麻油，腌渍10分钟，清水烧开，倒入猴头菇、豆腐，煮1分钟，捞出。

③用油起锅，倒入虾仁、猴头菇、豆腐、料酒、生抽、清水、蚝油、盐，炒至入味，倒入水淀粉，盛出菜肴即可。

泥鳅

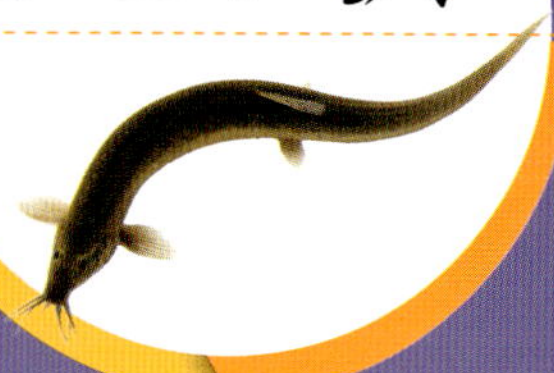

热量：401.7千焦/100克

最佳烹饪法：烧、蒸、煮

性味归经：性平、味甘；入脾、肝经。

食用建议：脾胃虚寒、营养不良、体虚盗汗及癌症、肿瘤、急性黄疸型肝炎、阳痿、痔疮、皮肤疥癣瘙痒等病症患者适用。

营养功效：泥鳅具有暖脾胃、祛湿止汗、补中益气、强精补血之功效，是治疗急慢性肝病、阳痿、痔疮等症的辅助佳品。

泥鳅烧香芋

• 益脾养胃、祛湿止寒

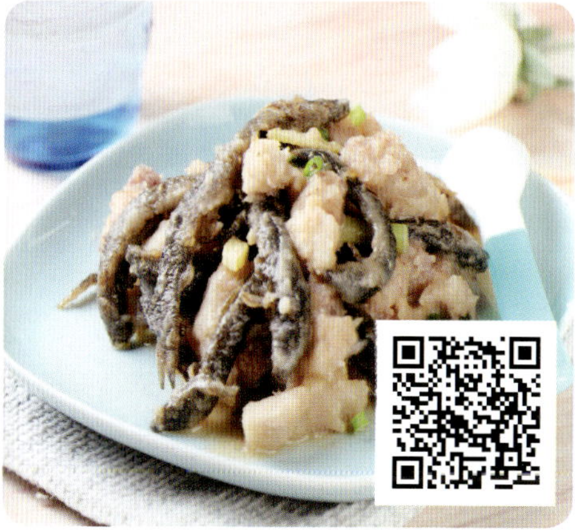

|材料| 芋头300克，泥鳅170克，姜片、蒜末、葱段各少许

|调料| 盐2克，鸡粉2克，生粉15克，生抽7毫升，食用油适量

|做法| ①芋头切小丁；泥鳅处理干净，加生抽、生粉拌匀，腌渍10分钟。

②热锅注油，烧至四五成热，倒入芋头，小火炸约1分钟，捞出沥干。泥鳅下油锅，中火炸至焦脆，捞出。

③锅底留油，下姜片、蒜末、葱段爆香。倒温水，加生抽、盐、鸡粉，大火煮沸。倒入芋头，中火煮约5分钟。倒入炸好的泥鳅，拌炒均匀，盛出即可。

砂锅泥鳅豆腐汤

• 补中益气、除湿退黄

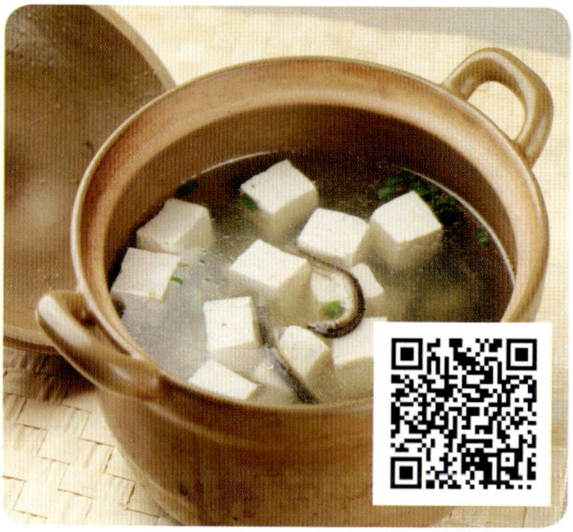

|材料| 泥鳅200克，豆腐200克，蒜苗50克，姜片少许

|调料| 盐2克，鸡粉2克，料酒10毫升，芝麻油2克，胡椒粉少许

|做法| ①豆腐切方块，蒜苗切碎。

②砂锅中注水烧开，放姜片、料酒、泥鳅、豆腐块，撇去浮沫，放盐、鸡粉、胡椒粉、芝麻油煮2分钟，放蒜苗略煮，搅动使其入味即可。

扫扫我，可搜索出泥鳅的16种做法

螃蟹

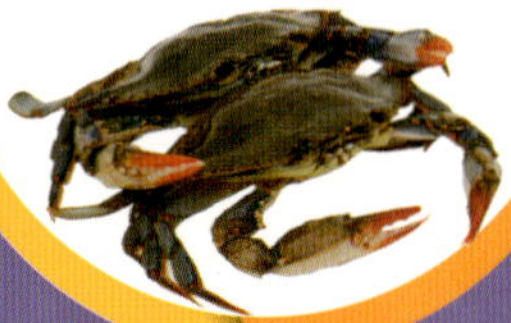

热量：397.5千焦/100克

最佳烹饪法：蒸、煮

性味归经：性寒、味咸；入肝、胃经。

食用建议：跌打损伤、筋断骨碎、淤血肿痛、产妇胎盘残留、临产阵缩无力、减肥者可常食。

营养功效：蟹肉具有舒筋益气、理胃消食、通经络、滋阴之功，对跌打损伤有食疗作用。此外，蟹肉对于高血压、动脉硬化、脑血栓、高血脂及各种癌症有较好的食疗效果。

花蟹冬瓜汤

• 滋阴通经络

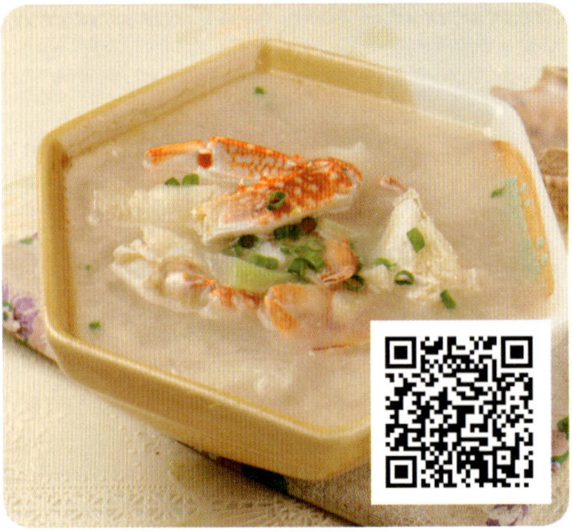

|材料| 花蟹2只，冬瓜400克，姜片、葱花各少许

|调料| 盐3克，鸡粉2克，胡椒粉1克，食用油适量

|做法| ①冬瓜去皮切片；花蟹切小块。

②锅中注水烧开，倒入少许食用油，放冬瓜、花蟹、姜片搅拌匀，烧开后转中火煮熟；加盐、鸡粉、胡椒粉调味，盛出撒上葱花即可。

扫扫我，可搜索出螃蟹的19种做法

金牌口味蟹

• 舒筋益气、理胃消食

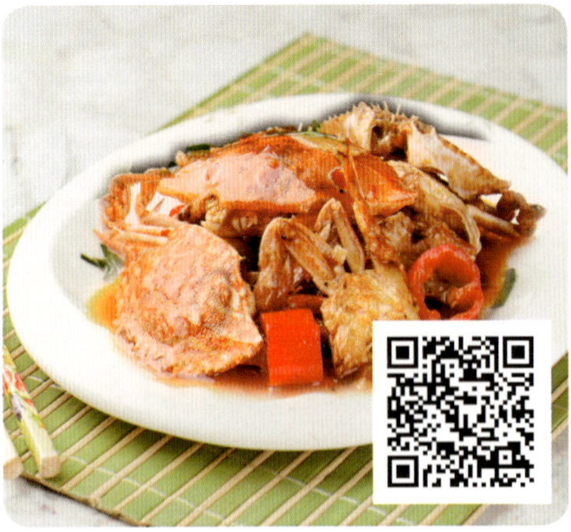

|材料| 花蟹3只，红椒30克，豆豉、葱段、蒜末、姜片各少许

|调料| 盐3克，水淀粉10毫升，生粉、料酒、豆瓣酱、蚝油、鸡粉、食用油各适量

|做法| ①红椒切段；花蟹取蟹肉，斩成两块，撒上生粉，裹匀上浆。

②热锅注油烧热，放入花蟹，中小火炸1分钟至淡红。锅底留油，倒入豆豉、姜片、蒜末、葱段，爆香。放入红椒、花蟹，淋入料酒，注入清水，加豆瓣酱、蚝油、盐、鸡粉，炒匀。大火烧煮约2分钟。加水淀粉勾芡，盛出即可。

海带

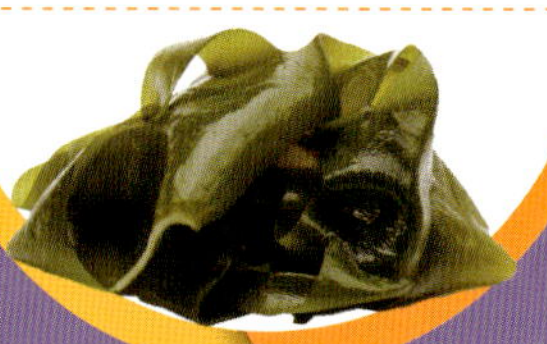

热量 ：50.2千焦/100克

最佳烹饪法：煮、炖、拌

性味归经：性寒，味咸；归肝、胃、肾三经。

食用建议：甲状腺肿大、高血压、冠心病、动脉粥样硬化、急性肾衰竭、脑水肿患者可常食。

营养功效：海带软坚散结、清热、降血压、能维持甲状腺正常功能。还可抑制乳腺癌的发生。海带热量低，对于预防肥胖症颇有益。

海带牛肉卷

● 软坚散结、补益中气

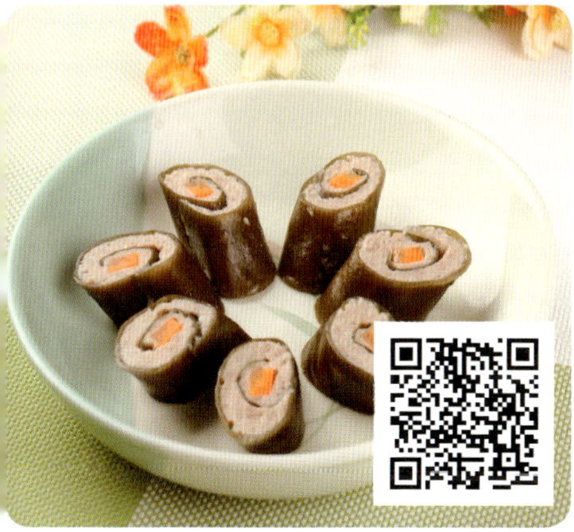

|材料| 水发海带400克，牛肉末200克，胡萝卜条60克

|调料| 盐3克，鸡粉2克，胡椒粉少许，生粉20克，生抽3毫升，白醋5毫升，水淀粉、食用油各适量

|做法| ①牛肉中加盐、鸡粉、生抽、胡椒粉、水淀粉，拌至起劲，清水烧开，加盐、胡萝卜条、白醋、海带，煮至变软后捞出待用。

②将食材制成海带卷，涂上水淀粉，制成生坯，放入蒸盘中，待用。

③蒸锅上火烧开，放入蒸盘，蒸熟，取出海带肉卷，待凉，切成小段，即成。

海带拌彩椒

● 清热降压、补充维生素

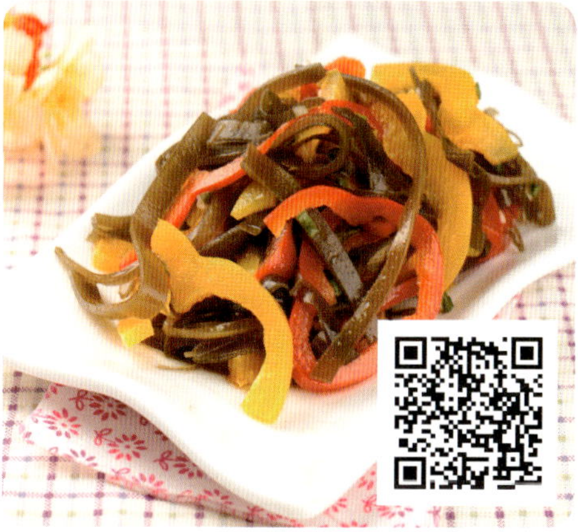

|材料| 海带150克，彩椒100克，蒜末、葱花各少许

|调料| 盐3克，鸡粉2克，生抽、陈醋、芝麻油、食用油各适量

|做法| ①海带切丝，彩椒切丝。

②锅中注水烧开，加盐、油、彩椒、海带煮至熟，捞出放碗中，倒入蒜末、葱花、生抽、盐、鸡粉、陈醋、芝麻油。

③将拌好的食材装入碗中即成。

扫扫我，可搜索出海带的69种做法

紫菜

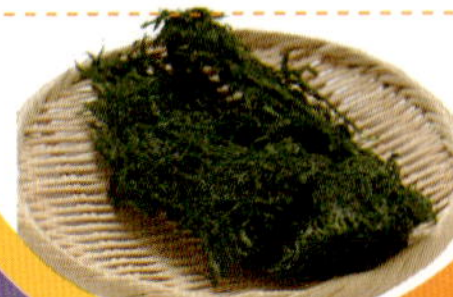

热量：866.5千焦/100克

最佳烹饪法：煮、包、炖

性味归经：性寒、味甘、咸；归肺经。

食用建议：淋巴结核、淋病、胃溃疡、夜盲症、阳痿、头皮屑增多者可常食。

营养功效：紫菜中的甘露醇可利尿消水肿，有利于保护肝脏。紫菜中含有较多碘，可以治大脖子病。紫菜中含有丰富的钙、铁元素，可使儿童、老人的骨骼、牙齿得到保健。

西红柿紫菜蛋花汤

• 消肿利尿、补充矿质元素

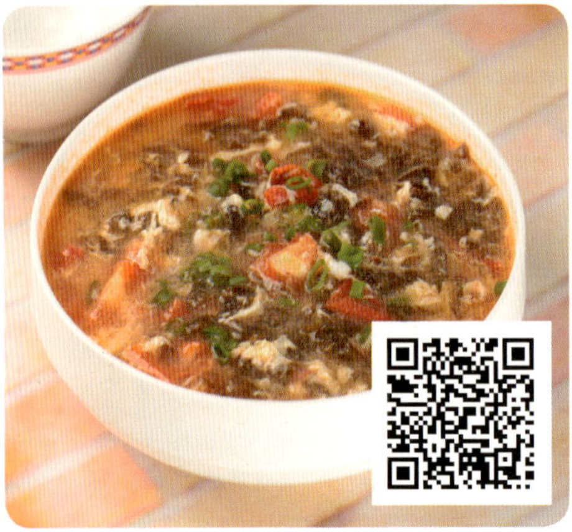

|材料| 西红柿100克，鸡蛋1个，水发紫菜50克，葱花少许

|调料| 盐2克，鸡粉2克，胡椒粉、食用油各适量

|做法| ①西红柿切小块，鸡蛋打入碗中，搅匀。

②用油起锅，放西红柿、清水煮沸，续煮1分钟，放紫菜、鸡粉、盐、胡椒粉、蛋液搅动至浮起蛋花，盛出撒上葱花。

扫扫我，可搜索出紫菜的24种做法

紫菜豆腐羹

• 养肝护肝、抗辐射

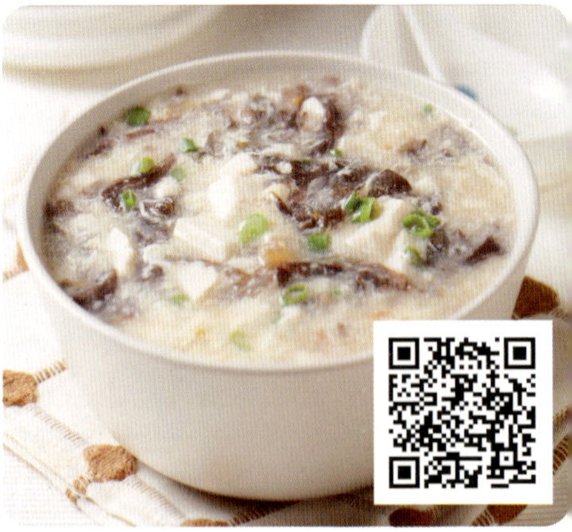

|材料| 豆腐260克，西红柿65克，鸡蛋1个，水发紫菜200克，葱花少许

|调料| 盐2克，鸡粉2克，芝麻油、水淀粉、食用油各适量

|做法| ①西红柿切小丁；豆腐切小块；鸡蛋打散。

②锅中注水烧开，倒入食用油，放入西红柿，略煮。倒入豆腐块，加鸡粉、盐，放入紫菜，大火煮1分30秒。倒入水淀粉勾芡。倒入蛋液，边倒边搅拌，至蛋花成形。淋入芝麻油，搅匀。

③将煮好的食材装碗，撒上葱花即可。

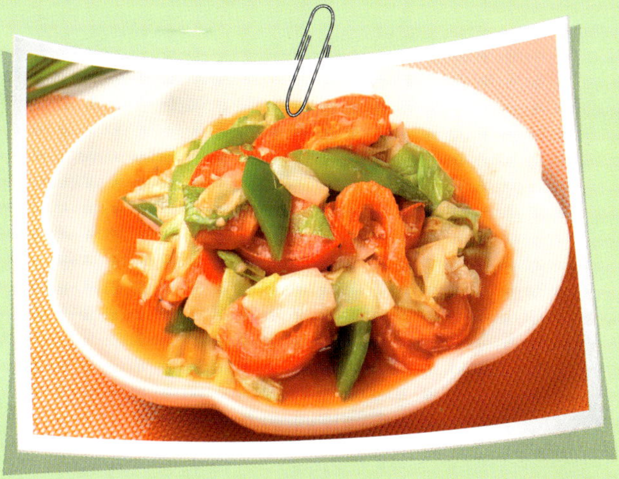

Part 4

精选常见蔬菜菌菇类食物健康吃法

蔬菜主要提供人体所需的多种矿物质、维生素和膳食纤维，这些营养成分的含量越高，蔬菜的营养价值也越高。菌菇类脂肪含量极低，且这些脂肪中的油酸、亚油酸、亚麻酸等可有效地清除人体血液中的垃圾，延缓衰老。这两类食物都能有效降低胆固醇和血液黏稠度，对预防高血压、动脉粥样硬化和脑血栓等心脑血管疾病有积极作用。

白菜

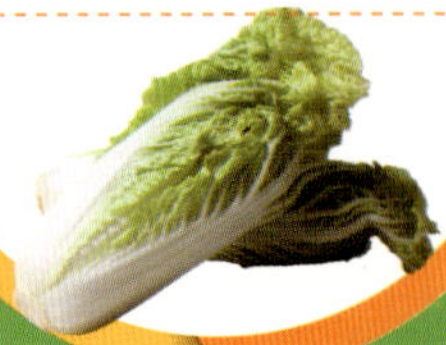

热量：71.1千焦/100克

最佳烹饪法：炒、煮、拌

性味归经：性平，味辛、甘；归肠、胃经。

食用建议：脾胃气虚者、大小便不利者、维生素缺乏者可常食。

营养功效：白菜具有通利肠胃、清热解毒、止咳化痰的功效。常食可增强人体的抗病能力和降低胆固醇，有促进伤口愈合、降血压、降低胆固醇、预防心血管疾病的功用。

口蘑烧白菜

• 清热解毒、通利肠胃

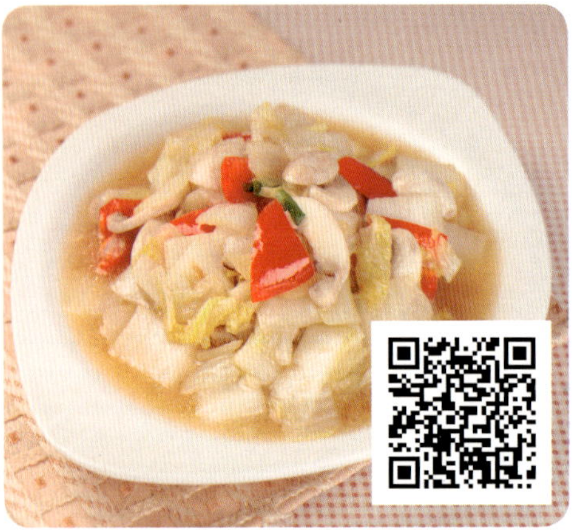

材料 口蘑90克，大白菜120克，红椒40克，姜片、蒜末、葱段各少许

调料 盐3克，鸡粉2克，生抽2毫升，料酒4毫升，水淀粉、食用油各适量

做法 ①锅中注清水烧开，加鸡粉、盐、口蘑，煮约1分钟，倒入大白菜、红椒，续煮至断生后捞出，沥干，待用。

②用油起锅，放姜片、蒜末、葱段、调味料及水淀粉，翻炒至熟透即可。

扫扫我，可搜索出白菜的114种做法

白菜豆腐肉丸汤

• 促进伤口愈合

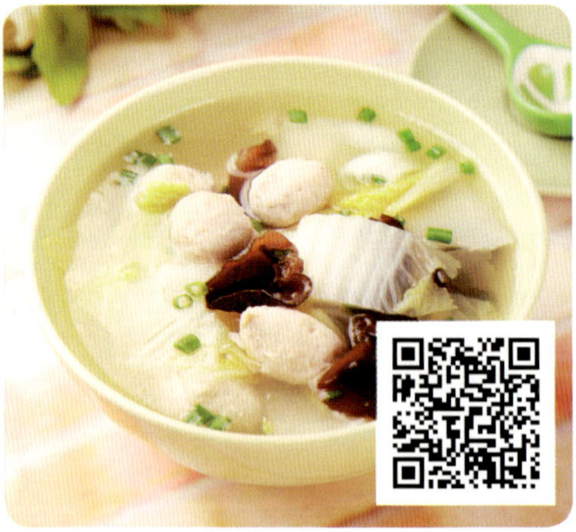

材料 肉丸240克，水发木耳55克，大白菜100克，豆腐85克，姜片、葱花各少许

调料 盐1克，鸡粉2克，胡椒粉2克，芝麻油适量

做法 ①将洗净的白菜切小块，豆腐切小方块。

②砂锅中注水烧开，倒入肉丸、姜片、豆腐、木耳，烧开后用小火煮15分钟。

③揭盖，倒入白菜，加适量盐、鸡粉、胡椒粉拌匀，至食材入味；盛出装入碗中，淋入少许芝麻油，点缀上葱花即可。

小白菜

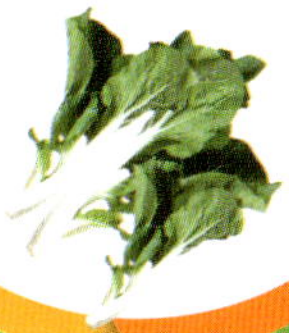

热量：62.8千焦/100克

最佳烹饪法：炒、煮、焯

性味归经：性凉，味甘；归肺、胃大肠经。

食用建议：一般人群均可食用；但脾胃虚寒、大便溏薄者不宜多食。

营养功效：小白菜具有清热除烦、行气祛瘀、消肿散结、通利胃肠。主治肺热咳嗽、身热、口渴、胸闷、心烦、食少便秘、腹胀等病症。

椒油小白菜

• 行气祛瘀、开胸散瘀

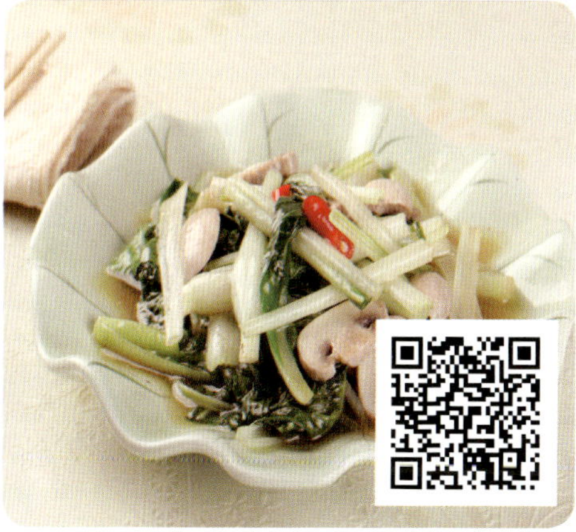

|材料| 小白菜250克，口蘑50克，朝天椒末少许

|调料| 盐、鸡粉各2克，生抽4毫升，花椒油5毫升，水淀粉、食用油各适量

|做法| ①锅中注清水烧开，放入盐、食用油、口蘑，煮至断生后捞出，沥干，待用。

②用油起锅，倒入小白菜、生抽，炒匀，注清水、鸡粉、盐、口蘑、朝天椒末，大火煮至熟透，待汤汁将沸时淋入花椒油、水淀粉。

③将炒好的菜盛出，装入盘中即成。

小白菜炒黄豆芽

• 清热除烦、通利肠胃

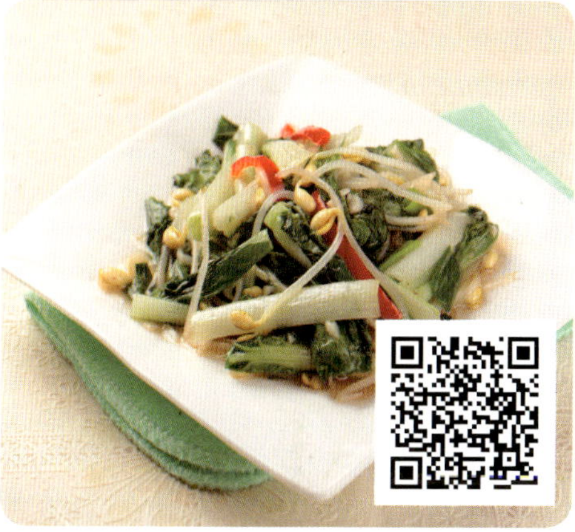

|材料| 小白菜120克，黄豆芽70克，红椒25克，蒜末、葱段各少许

|调料| 盐2克，鸡粉2克，水淀粉、食用油各适量

|做法| ①小白菜切段，红椒切丝。

②用油起锅，放入蒜末、黄豆芽、小白菜、红椒，炒至熟软，加适量盐、鸡粉、葱段、水淀粉，炒出葱香味。

③将炒好的菜盛出，装入盘中即可。

扫扫我，可搜索出小白菜的18种做法

包菜

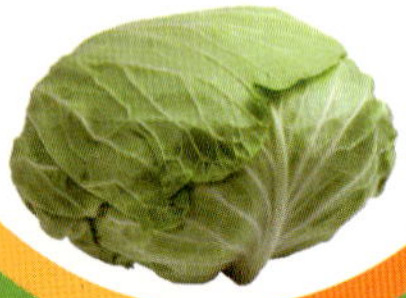

热量：71.2千焦/100克

最佳烹饪法：拌、煮、烧

性味归经：性平、味甘；归脾、胃经。

食用建议：胃及十二指肠溃疡患者、糖尿病患者、容易骨折的老年人可常食。

营养功效：包菜有补骨髓、壮筋骨、清热止痛、增强食欲、促进消化的功效，对失眠多梦、耳目不聪、皮肤粗糙、皮肤过敏、关节屈伸不利、胃脘疼痛等症患者有食疗作用。

包菜肉末卷

• 强筋壮骨、清热除烦

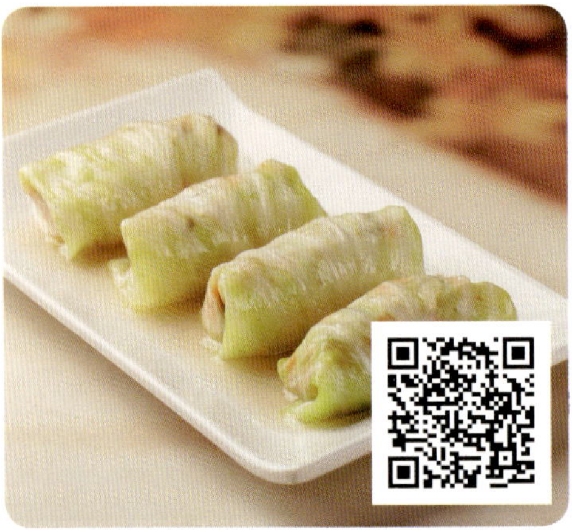

|材料| 包菜600克，肉末130克，胡萝卜70克，香菇、姜片、蒜末、葱段各少许

|调料| 盐、鸡粉各 3克，料酒5毫升，生抽、水淀粉、芝麻油、食用油各适量

|做法| ①清水烧开，加油、包菜叶、香菇粒、胡萝卜粒，煮至断生后捞出。

②用油起锅，将食材加入翻炒，即成馅料，取包菜叶，放入馅料。蒸锅烧开，蒸熟，另起锅制味汁，浇在卷上即可。

扫扫我，可搜索出包菜的44种做法

猪心炒包菜

• 增强食欲、促进消化

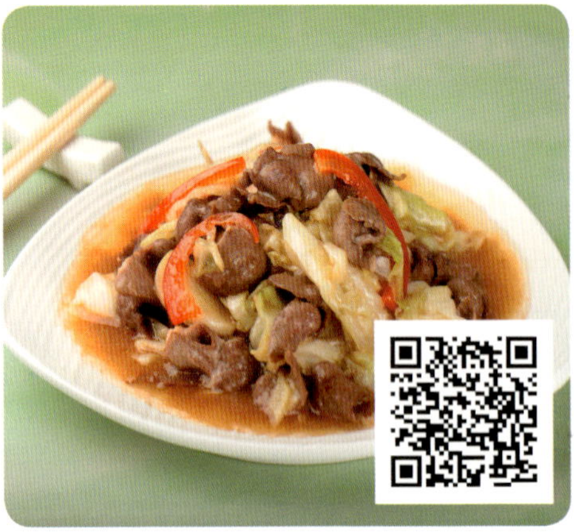

|材料| 猪心200克，包菜200克，彩椒50克，蒜片、姜片各少许

|调料| 盐4克，鸡粉3克，蚝油5克，料酒6毫升，生抽4毫升，生粉、食用油各适量

|做法| ①彩椒、包菜备好，猪心切片加盐、鸡粉、料酒、生粉，腌渍入味。

②锅中注清水烧开，加入盐、食用油、包菜，煮至七八成熟，捞出，把猪心倒入沸水锅中，汆至变色，捞出，待用。

③用油起锅，加姜片、蒜片、包菜、猪心、彩椒、蚝油、生抽、盐、鸡粉，炒匀，加水淀粉勾芡，将菜肴盛出即可。

菠菜

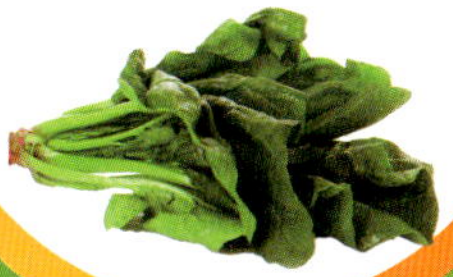

热量：100.5千焦/100克

最佳烹饪法：烧、煮、拌

性味归经：性凉，味甘、辛；归大肠、胃经。

食用建议：电脑工作者，糖尿病患者，高血压患者，便秘者，贫血者，坏血病患者，皮肤粗糙、过敏者可常食。

营养功效：菠菜可促进肠道蠕动，对于痔疮、便秘、肛裂等症有食疗作用，促进人体新陈代谢，增强抗病能力，延缓衰老。

菠菜胡萝卜蛋饼

• 通便利肠胃、延缓衰老

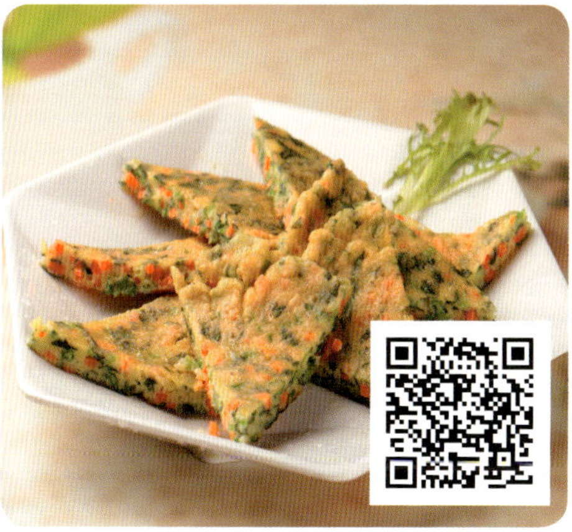

材料 菠菜80克，胡萝卜100克，鸡蛋2个，面粉90克，葱花少许

调料 盐3克，食用油适量

做法 ①锅中注清水烧开，加入盐、油、胡萝卜、菠菜，煮至其断生，捞出，鸡蛋打入碗中，放入盐，调匀，将食材倒入蛋液中，加入葱花、面粉，调匀。

②煎锅中注油烧热，倒入蛋液，摊成饼状，小火煎至蛋饼成型，煎出焦香味，将蛋饼翻面，煎至金黄色，盛出，装入盘中，放凉，将蛋饼切成块。

③把切好的蛋饼装入盘中即可。

枸杞拌菠菜

• 促进胃肠蠕动

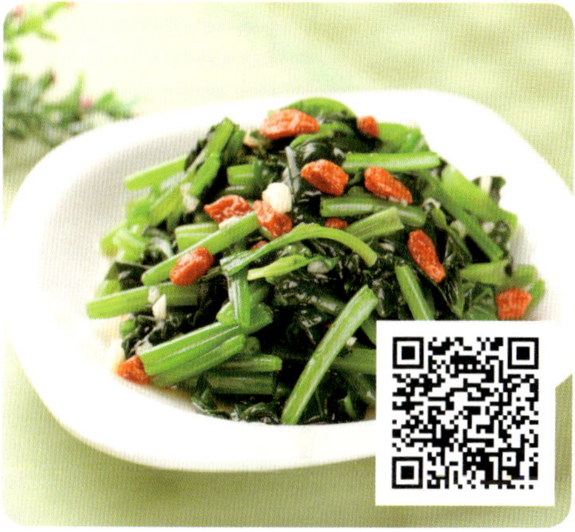

材料 菠菜230克，枸杞20克，蒜末少许

调料 盐2克，鸡粉2克，蚝油10克，芝麻油3毫升，食用油适量

做法 ①菠菜切段，锅中注清水烧开，加入食用油、枸杞，焯煮片刻，捞出，沥干，菠菜倒入沸水锅中，拌匀，煮至断生，捞出，备用。

②把菠菜倒入碗中，放入蒜、枸杞及调味料，搅拌至入味即可。

扫扫我，可搜索出菠菜的68种做法

空心菜

热量：83.7千焦/100克

最佳烹饪法：炒、拌、焯、煮

性味归经： 性味甘、平，无毒；归肝、心、大肠、小肠经。

食用建议： 高血压、头痛、糖尿病、鼻血、便秘、淋浊、痔疮、痈肿等患者可常食。

营养功效： 空心菜可促进肠道蠕动、通便解毒、清热凉血，对于解暑气，吐血鼻衄、小儿胎毒、痈疮、疔肿、丹毒等症有效。

蒜蓉空心菜

• 清热凉血、解暑除烦

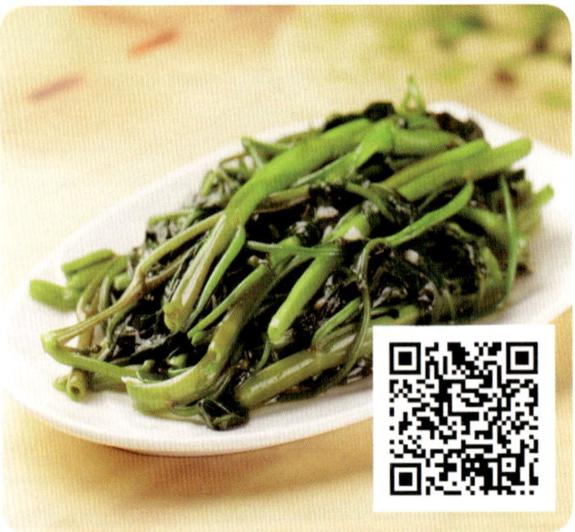

材料 空心菜300克，蒜末少许

调料 盐、鸡粉各2克，食用油少许

做法 ①空心菜切小段装入盘中，待用。

②用油起锅，放入蒜末、空心菜，大火翻炒至其变软，加入适量盐、鸡粉，翻炒至入味。

③盛出炒好的食材，装入盘中即成。

扫扫我，可搜索出空心菜的11种做法

肉末空心菜

• 通便解毒、止血活血

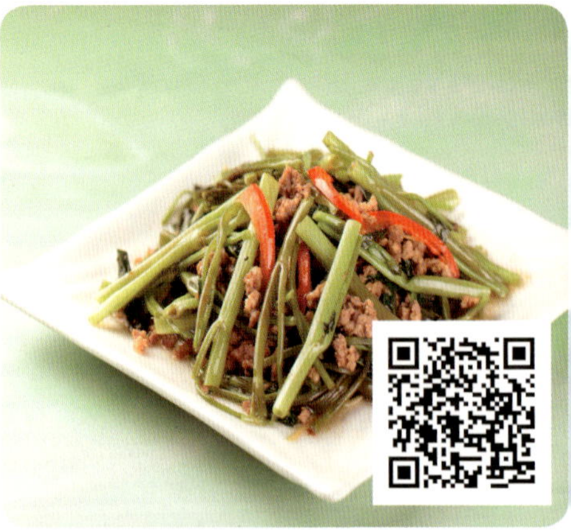

材料 空心菜200克，肉末100克，彩椒40克，姜丝少许

调料 盐、鸡粉各2克，老抽2毫升，料酒3毫升，生抽5毫升，食用油适量

做法 ①空心菜切段，彩椒切粗丝，备用。

②用油起锅，倒入肉末，大火翻炒至松散，放入料酒、老抽、生抽、姜丝、空心菜，翻炒至熟软，倒入彩椒丝、盐、鸡粉，翻炒入味。

③盛出炒好的食材，装入盘中即成。

EAT

芹菜

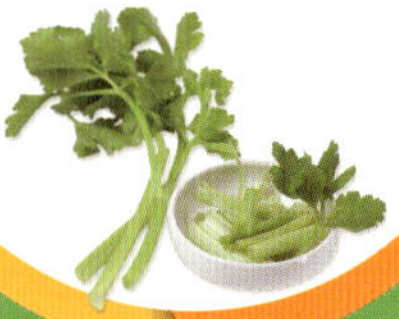

热量：83.7千焦/100克

最佳烹饪法：炒、炝、拌

性味归经：性凉，味甘、辛；归肺、胃经。

食用建议：高血压患者、动脉硬化患者、缺铁性贫血者及经期妇女可常食。

营养功效：芹菜可清热除烦、平肝、利水消肿、凉血止血，对高血压、头晕头痛、暴热烦渴、黄疸、水肿、小便不利、妇女月经不调、赤白带下、痄腮等病症有食疗作用。

芹菜丝烧豆腐

• 利水消肿、凉血止血

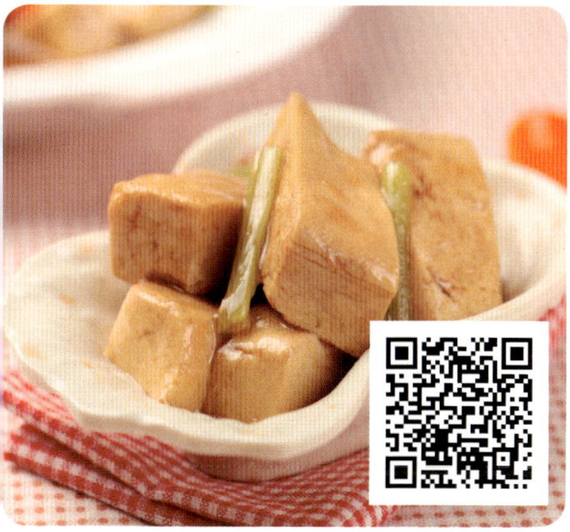

材料 芹菜40克，豆腐220克，蒜末、红椒圈各少许

调料 盐3克，鸡粉少许，生抽2毫升，老抽、水淀粉、食用油各适量

做法 ①芹菜切丝，豆腐切小块，锅中注水烧开，放入盐、豆腐，煮2分钟，捞出，待用。

②锅中注油烧热，倒入蒜末、放入芹菜、清水、生抽、盐、鸡粉、豆腐，煮至沸，加入老抽，煮至豆腐入味，倒入水淀粉，使汤汁浓稠。

③将炒好的食材盛入盘中，放上红椒圈即成。

芹菜炒蛋

• 清热除烦、降脂

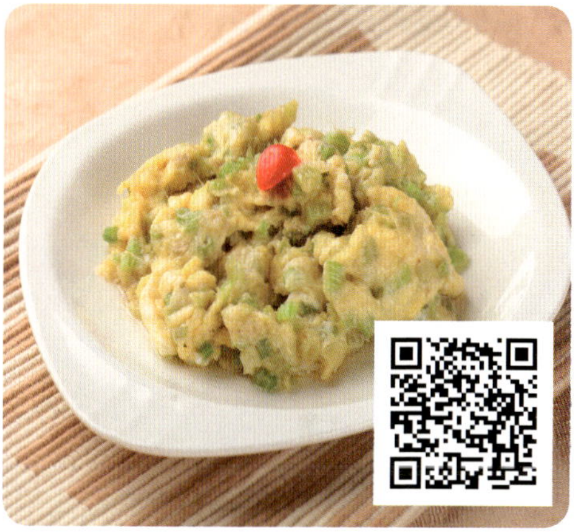

材料 芹菜梗70克，鸡蛋120克

调料 盐2克，水淀粉、食用油各适量

做法 ①芹菜梗切丁，鸡蛋打入碗中，加盐、水淀粉，制成蛋液，备用。

②用油起锅，倒入芹菜梗，翻炒至其变软，加入盐，翻炒至芹菜梗入味，倒入蛋液，略炒至熟透。

③将炒好的菜肴盛出，装入盘中即成。

扫扫我，可搜索出芹菜的187种做法

生菜

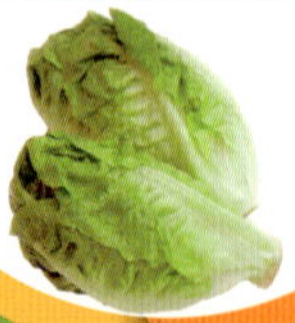

热量：62.8千焦/100克

最佳烹饪法：拌、煮、炒

性味归经： 性凉，味甘；归心、肝、胃经。

食用建议： 胃病患者、肥胖者、高胆固醇患者、神经衰弱者、肝胆病患者、维生素C缺乏者可常食。

营养功效： 清热安神、清肝利胆、养胃。适于胃病、维生素C缺乏、高胆固醇、神经衰弱、肝胆病患者食用；常食可保持身材苗条。

香菇扒生菜

• 清肝利胆、杀菌消炎

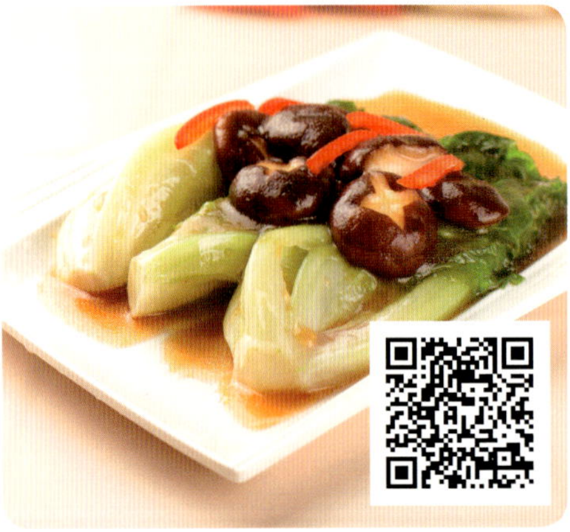

|材料| 生菜400克，香菇70克，彩椒50克，姜片、蒜末各少许

|调料| 盐3克，鸡粉2克，蚝油6克，老抽2毫升，生抽、水淀粉、油各适量

|做法| ①锅中注水烧开，加入生菜、香菇，煮至断生，捞出待用。

②用油起锅，倒入清水、香菇、盐、鸡粉、蚝油、生抽煮沸，加入老抽、水淀粉，炒至汤汁收浓，撒上彩椒丝即成。

扫扫我，可搜索出生菜的18种做法

生菜鸡丝面

• 养胃护肝、补充维生素

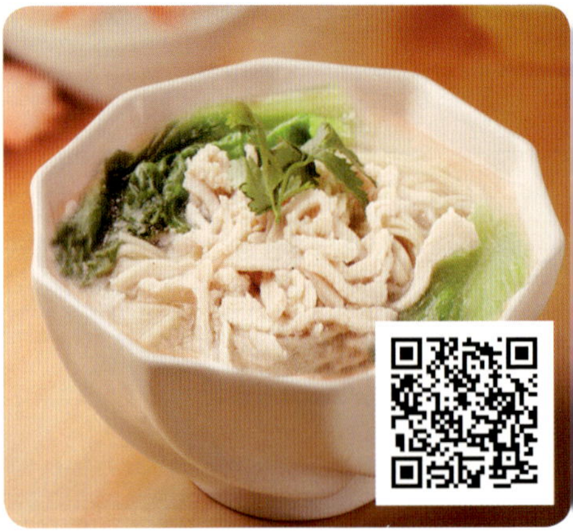

|材料| 鸡胸肉150克，生菜60克，碱水面80克

|调料| 上汤200毫升，盐3克，鸡粉3克，水淀粉3毫升，食用油适量

|做法| ①鸡胸肉切丝，加盐、鸡粉、水淀粉、食用油，腌渍10分钟。

②锅中加水烧开，放入碱水面搅拌，煮2分钟，捞出，入碗备用。

③锅中加水、上汤煮沸。放入鸡肉丝，加盐、鸡粉，放入生菜，煮熟。

④把生菜夹出放在面条上，加入鸡肉丝和汤汁即可。

西红柿

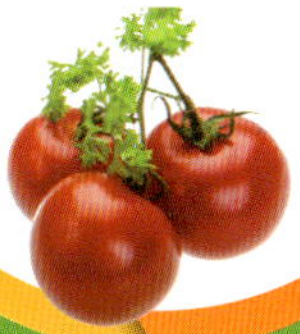

热量：79.5千焦/100克

最佳烹饪法：炒、拌、煮

性味归经：性凉、味甘、酸；归肺、肝经。

食用建议：热性病发热、食欲不振、习惯性牙龈出血、贫血、心悸、高血压、急慢性肝炎、肾炎、夜盲症和近视眼者可常食。

营养功效：西红柿可止血、降压、利尿、健胃消食、生津止渴、清热解毒、凉血平肝。还可以美容和促进口疮愈合。

西红柿肉盏

• 清热解毒、凉血止血

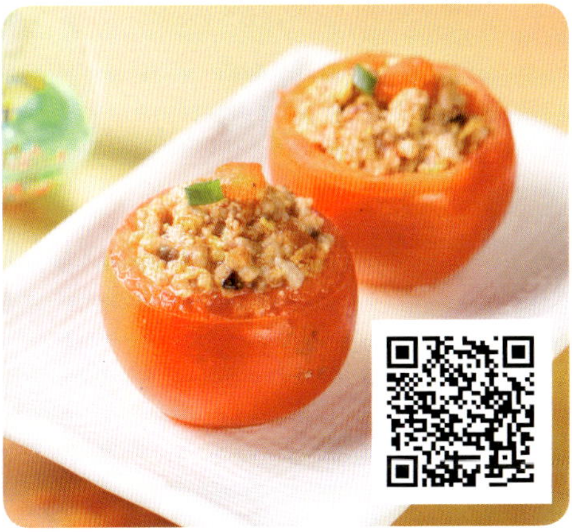

|材料| 西红柿140克，肉末120克，蛋液40克，口蘑、葱段各少许

|调料| 盐2克，鸡粉2克，料酒3毫升，生抽3毫升，食用油适量

|做法| ①口蘑切粒；葱段切末；西红柿制成西红柿盅，果肉切碎，待用。

②用油起锅，放口蘑、葱段爆香，倒入蛋液，炒散。加肉末，炒至变色。放入西红柿，淋入料酒，炒匀炒香。加盐、鸡粉，炒匀。淋入生抽，炒香。盛出炒好的馅料。

③取西红柿盅，盛入馅料，入蒸锅，中火蒸约3分钟至熟，取出放凉即可。

西红柿炒包菜

• 生津止渴、美容护肤

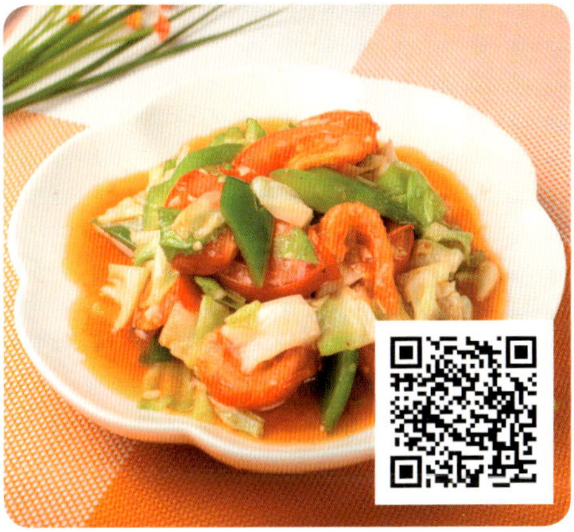

|材料| 西红柿120克，包菜200克，彩椒60克，蒜末、葱段各少许

|调料| 番茄酱10克，盐4克，鸡粉2克，白糖2克，水淀粉4毫升，食用油适量

|做法| ①锅中注水烧开，倒入油、盐、卷心菜，煮至其断生，捞出，沥干，待用。

②用油起锅，倒入蒜末、葱段、西红柿、彩椒、包菜、番茄酱、盐、鸡粉、白糖、水淀粉，炒匀即可。

扫扫我，可搜索出西红柿的99种做法

莴笋

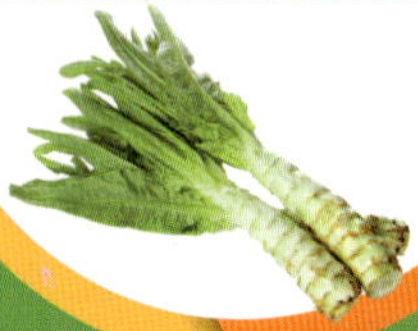

热量：58.6千焦/100克

最佳烹饪法：炒、烧、拌

性味归经：性凉、味甘、苦；归胃、膀胱经。

食用建议：小便不通、尿血、水肿、糖尿病、肥胖、神经衰弱症、高血压、心律不齐、失眠患者；妇女产后缺奶或乳汁不通者可常食。

营养功效：莴笋可增强食欲、促进胃肠蠕动，具有利尿、降压作用。能改善消化系统和肝脏功能，对于痛风有一定预防作用。

莴笋炒什锦

• 增强食欲、预防痛风

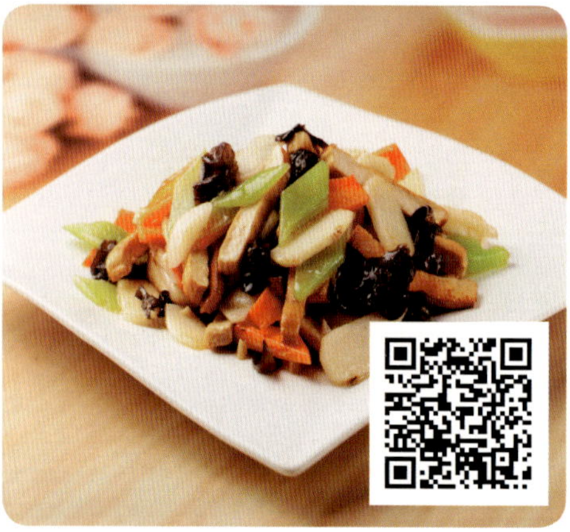

|材料| 莴笋160克，马蹄150克，香干120克，胡萝卜50克，水发木耳40克，蒜末、葱段各少许

|调料| 盐3克，鸡粉2克，蚝油7克，生抽4毫升，水淀粉、芝麻油、油各适量

|做法| ①清水烧开，加入木耳、胡萝卜、莴笋、马蹄，煮至断生后捞出。

②用油起锅，放入食材及调味料，翻炒至熟透即成。

扫扫我，可搜索出莴笋的104种做法

松仁莴笋

• 促进胃肠蠕动

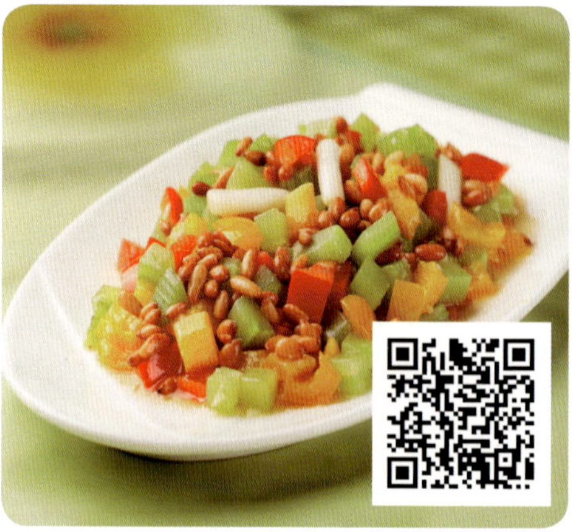

|材料| 莴笋200克，彩椒80克，松仁30克，蒜末、葱段各少许

|调料| 盐3克，鸡粉2克，水淀粉5毫升，食用油适量

|做法| ①莴笋、彩椒切丁，锅中注清水烧开，加入盐、油、莴笋、彩椒丁，煮至食材断生后捞出，热锅注油，烧至三成热，放入松仁，小火炸至其呈微黄色，捞出松仁，待用。

②锅底留油，放入蒜末、葱段、莴笋、彩椒，炒至其八成熟，加入盐、鸡粉、水淀粉，炒至熟透。

③盛出菜肴装入盘中，撒上松仁即成。

韭菜

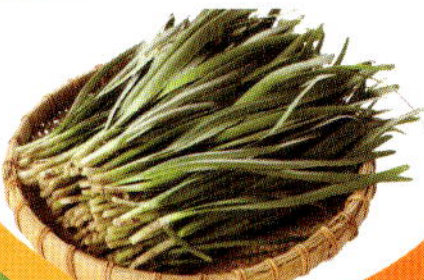

热量：108.8千焦/100克

最佳烹饪法：炒、煮

性味归经：性温，味甘、辛；归肝、肾经。

食用建议：夜盲症、干眼病患者、体质虚寒、皮肤粗糙、便秘、痔疮患者可常食。

营养功效：韭菜可温肾助阳、益脾健胃、行气理血，多食可养肝，增强脾胃之气。韭菜中的含硫化合物具有降血脂及扩张血脉的作用，适用于治疗心脑血管疾病和高血压。

南瓜香菇炒韭菜

• 温肾助阳、益脾健胃

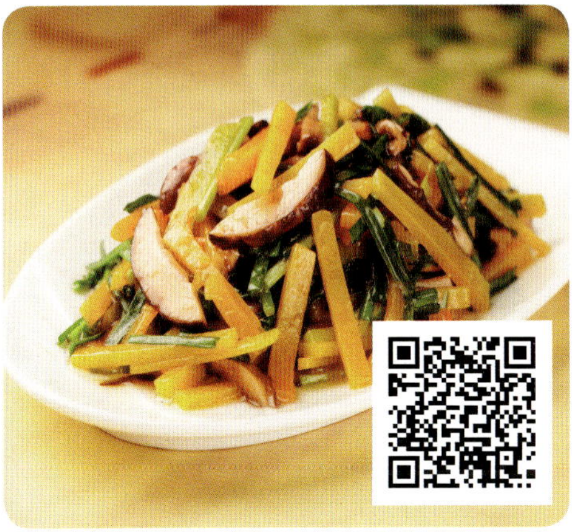

|材料| 南瓜200克，韭菜90克，水发香菇45克

|调料| 盐2克，鸡粉少许，料酒4毫升，水淀粉、食用油各适量

|做法| ①韭菜切段，香菇切粗丝，南瓜切丝，锅中注清水烧开，加入盐、香菇丝、南瓜，煮至食材断生后捞出，待用。

②用油起锅，倒入韭菜段、南瓜、香菇、料酒、盐、鸡粉、水淀粉，翻炒至熟软。

③将炒好的食材盛出，装入盘中即成。

韭菜炒核桃仁

• 降低血脂、扩张血管

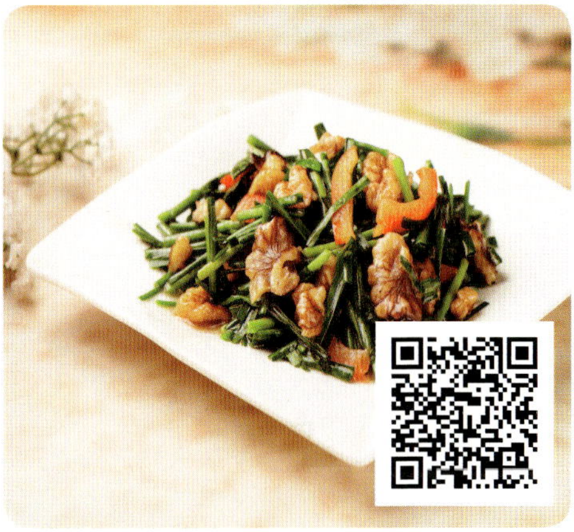

|材料| 韭菜200克，核桃仁40克，彩椒30克

|调料| 盐3克，鸡粉2克，食用油适量

|做法| ①韭菜切段，彩椒切粗丝，锅中注清水烧开，加入盐、核桃仁，煮至其入味后捞出，用油起锅烧热，倒入核桃仁，略炸至水分全干，捞出，待用。

②油锅烧热，倒入彩椒丝、韭菜，炒匀，加盐、鸡粉、核桃，炒入味即成。

扫扫我，可搜索出韭菜的19种做法

红薯

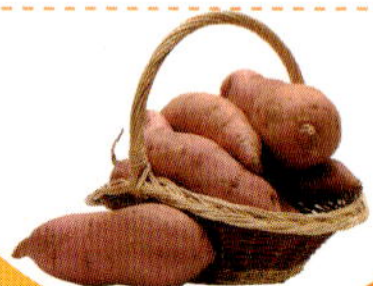

热量：414.4千焦/100克

最佳烹饪法：蒸、煮、炒、做糕点

性味归经：性平，生微凉，味甘；归脾、胃经。

食用建议：一般人群均可食用，但是胃及十二指肠溃疡及胃酸过多的患者不宜多食。

营养功效：红薯能供给人体大量的黏液蛋白、糖、维生素C和维生素A，具有补中益气、健脾和胃、益肺等功效。常吃可防止肝脏和肾脏中的结缔组织萎缩，预防胶原病的发生。

薏米红薯粥

• 健脾化湿、补中益气

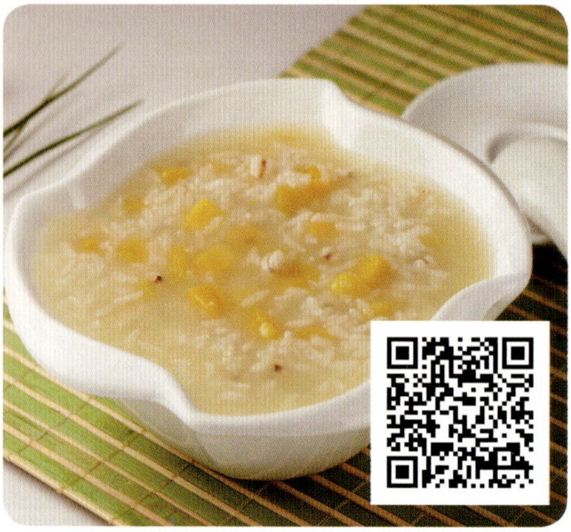

|材料| 水发薏米100克，红薯150克，水发大米180克

|调料| 冰糖25克

|做法| ①红薯切丁，备用。

②砂锅中注清水烧开，倒入大米、红薯丁、薏米，烧开后用小火煮至粥浓稠，放入冰糖，续煮至冰糖溶化。

③将煮好的粥盛出，装入碗中即可。

扫扫我，可搜索出红薯的44种做法

姜丝红薯

• 补充人体所需维生素

|材料| 红薯130克，生姜30克

|调料| 盐2克，鸡粉2克，水淀粉、食用油各适量

|做法| ①红薯切丝，生姜切丝。

②锅中倒水烧开，放入红薯，煮1分钟至断生，捞出沥干，装入碗中，待用。

③用油起锅，放入姜丝，炒香。倒入红薯，翻炒片刻。加入适量盐、鸡粉，翻炒至入味。再倒入少许水淀粉，快速翻炒均匀。

④将炒好的姜丝红薯盛出，装盘即成。

洋葱

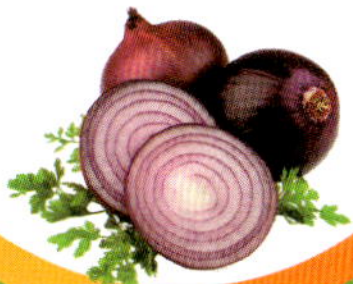

热量：163.2千焦/100克

最佳烹饪法：烩、炒、煮、拌

性味归经：性温，味甘、辛；归肝、脾经。

食用建议：高血压、高脂血症、动脉硬化、糖尿病、癌症、急慢性肠炎、痢疾等病症患者以及消化不良、胃酸不足者可常食。

营养功效：洋葱可发汗散寒、祛痰、杀菌、降血脂、降血压、抗癌。常食可以稳定血压、降低血管脆性、防治流行性感冒。

洋葱土豆饼

• 增强抵抗力

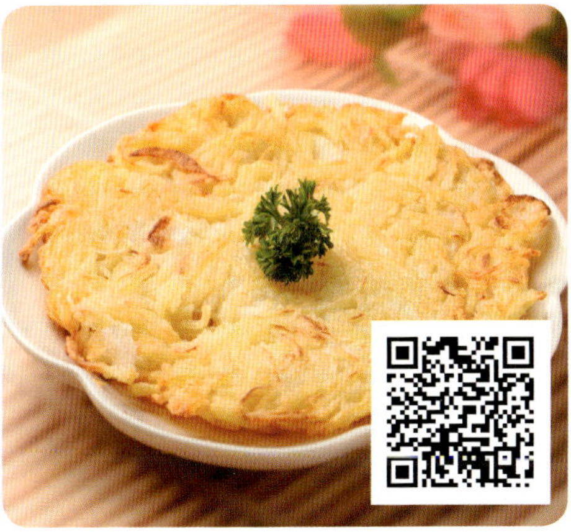

|材料| 洋葱60克，土豆200克，面粉500克

|调料| 盐4克，鸡粉2克，芝麻油5毫升，食用油适量

|做法| ①土豆切丝，洋葱切丝。

②锅中注清水烧开，放入盐、油、土豆丝、洋葱，煮至食材断生，捞出，将食材装入碗中，加入盐、鸡粉、芝麻油、面粉，拌匀。

③取一个盘子，倒入食用油，放入食材，压成饼状，抹上芝麻油，制成土豆饼生坯，锅注油烧热，放入土豆饼生坯，小火煎出香味，翻面，煎至金黄色，取出土豆饼即可。

洋葱炒鱿鱼

• 增强食欲、防癌抗癌

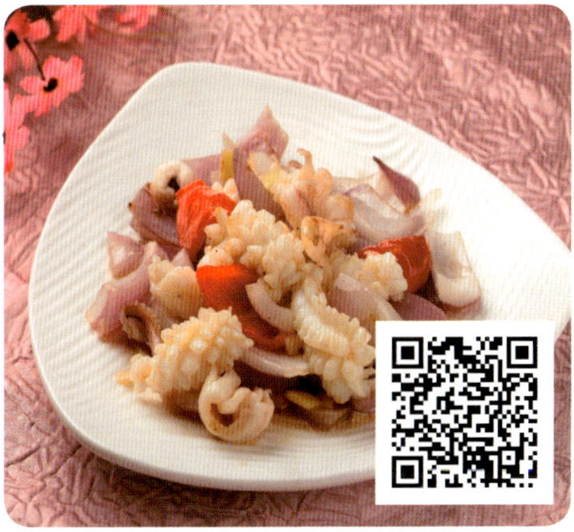

|材料| 洋葱100克，鱿鱼80克，红椒15克，姜片、蒜末各少许

|调料| 盐3克，鸡粉3克，料酒5毫升，水淀粉、食用油各适量

|做法| ①葱切片，红椒切块；鱿鱼切块，装入碗中，加入调味料腌渍入味；

②锅中注清水烧开，倒入鱿鱼，汆至鱿鱼片卷起，捞出；用油起锅，放入食材及调味料，炒匀即可。

扫扫我，可搜索出洋葱的63种做法

青椒

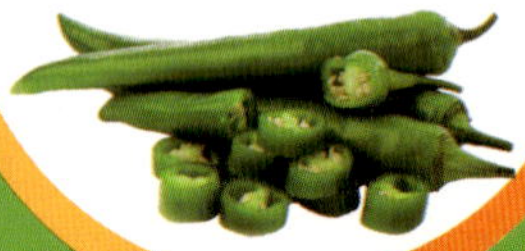

热量：96.3千焦/100克

最佳烹饪法：炒、拌、炝

性味归经：性热，味辛；归心、脾经。

食用建议：食欲不佳、伤风感冒、风湿性疾病患者可常食。

营养功效：青椒可温中下气、散寒除湿，健身强体，缓解疲劳。其特有的味道和所含的辣椒素有刺激唾液和胃液分泌的作用，能增强食欲，帮助消化，促进肠蠕动，防治便秘。

青椒炒莴笋

• 散寒祛湿、健身强体

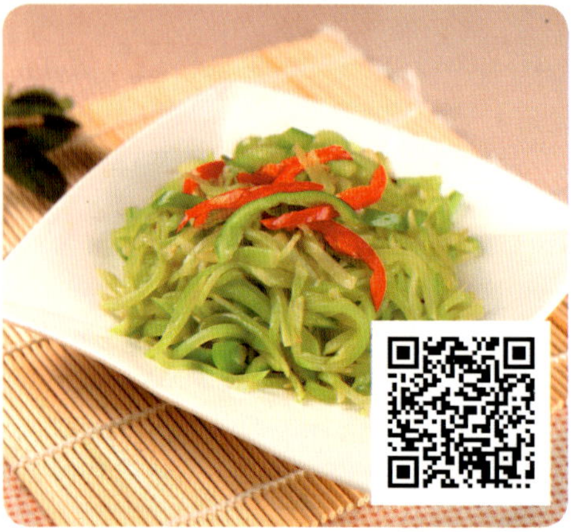

|材料| 青椒50克，莴笋160克，红椒30克，姜片、蒜末、葱末各少许

|调料| 盐、鸡粉、水淀粉、食用油各适量

|做法| ①莴笋去皮、洗净、切丝；青椒、红椒去籽、切丝。

②用油起锅，放入姜片、蒜末、葱末爆香，倒入莴笋丝翻炒；加入盐、鸡粉，炒匀调味，放入青椒、红椒翻炒匀；倒入适量水淀粉，炒匀入味；盛出即成。

扫扫我，可搜索出青椒的462种做法

青椒炒鸡丝

• 温中下气、缓解疲劳

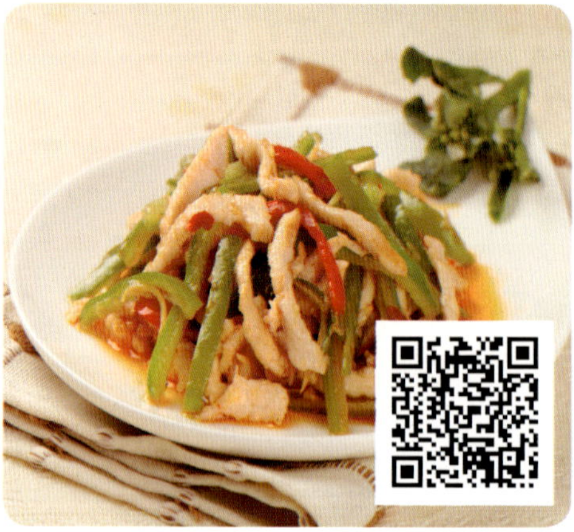

|材料| 鸡胸肉150克，青椒55克，红椒25克，姜丝、蒜末各少许

|调料| 盐2克，鸡粉3克，豆瓣酱5克，料酒、水淀粉、食用油各适量

|做法| ①红椒切丝，青椒切丝，鸡胸肉切丝，把鸡肉丝装入碗中，放入盐、鸡粉、水淀粉、食用油。

②用油起锅，放入姜丝、蒜末、鸡肉丝，翻炒至其变色，放入青椒、红椒、豆瓣酱、盐、鸡粉、料酒，炒匀。

③把炒好的菜盛出，装入盘中即可。

蒜薹

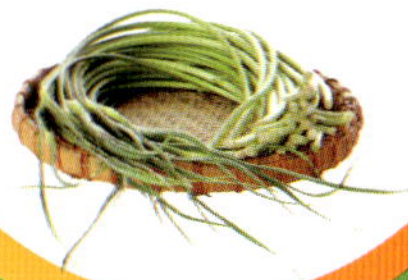

热量：255.3千焦/100克

最佳烹饪法：拌、炝、炒

性味归经： 性平，味甘，无毒；归肺、脾经。

食用建议： 冠心病患者、便秘者可常食。

营养功效： 蒜薹中所含的大蒜素、大蒜新素可以抑制金黄色葡萄球菌、痢疾杆菌、大肠杆菌等细菌的生长繁殖；蒜薹中含有丰富的维生素C，具有明显的降血脂及预防冠心病和动脉硬化的作用。

蒜薹炒鸭胗

● 提高人体免疫力

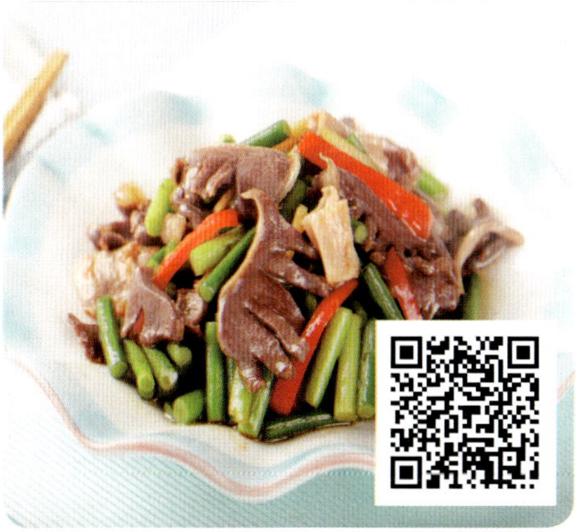

材料 蒜薹120克，鸭胗230克，红椒5克，姜片、葱段各少许

调料 盐4克，鸡粉3克，生抽7毫升，料酒7毫升，食粉、水淀粉、食用油各适量

做法 ①鸭胗加生抽、盐、鸡粉、食粉、水淀粉、料酒，腌渍10分钟。

②清水烧开，加油、盐、蒜薹，煮半分钟，至六七成熟。鸭胗加沸水中，煮1分钟。

③用油起锅，加红椒丝、姜片、葱段、鸭胗、生抽、料酒、蒜薹、盐、鸡粉、水淀粉，翻炒片刻，至食材入味即可。

蒜薹炒火腿

● 预防冠心病和动脉硬化

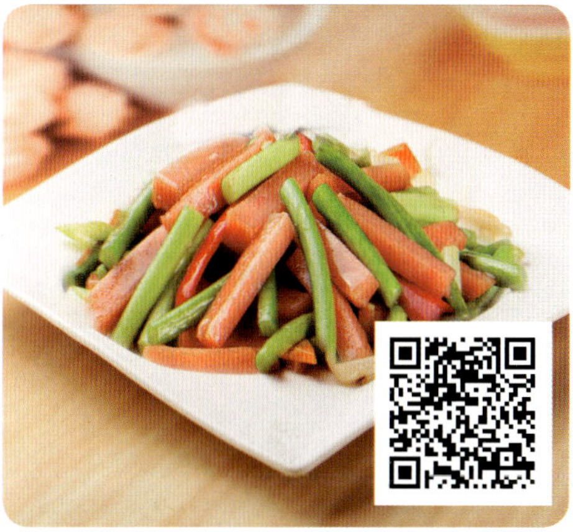

材料 蒜薹300克，火腿200克，红椒20克，姜片、葱段各少许

调料 盐3克，鸡粉2克，料酒4毫升，水淀粉、食用油各适量

做法 ①蒜薹切段；红椒切细丝；火腿切粗丝；炒锅注油烧热，倒入火腿，拌匀，炸约半分钟至呈暗红色，捞出。

②锅底留油，放姜片、葱段爆香；倒入食材及调味料，炒透即可。

扫扫我，可搜索出蒜薹的27种做法

花菜

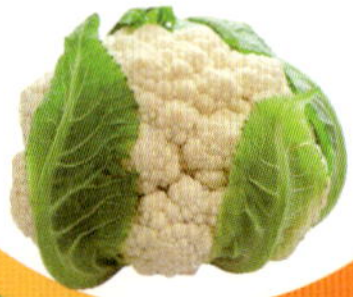

热量：100.4千焦/100克

最佳烹饪法：烧、拌、煮

性味归经：性凉，味甘；归、肝、肺经。

食用建议：食欲不振者、大便干结者、少年儿童、癌症患者可常食。

营养功效：花菜可爽喉、开音、润肺、止咳。是含有类黄酮最多的食物之一，能抗感染，阻止胆固醇氧化、血小板凝结，减少心脏病和中风的危险。还能增强肝脏的解毒能力。

花菜炒鸡片

• 润肺止咳、抗感染

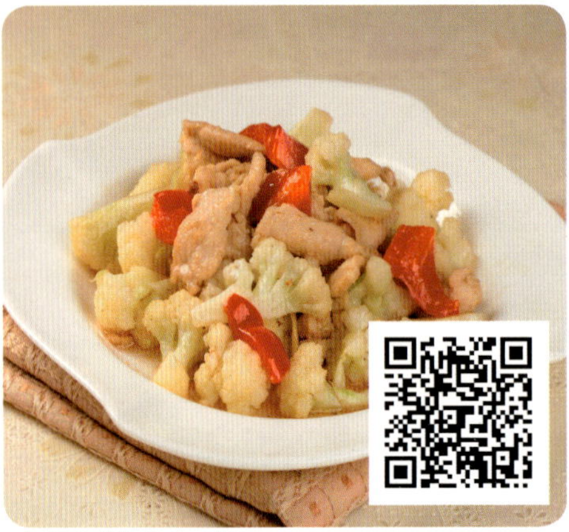

材料 花菜200克，鸡胸肉180克，彩椒40克，姜片、蒜末、葱段各少许

调料 盐4克，鸡粉3克，料酒、蚝油、水淀粉、食用油各适量

做法 ①鸡肉装碗加调味料腌入味。

②清水烧开，加花菜、红椒，煮至断生，捞出；热锅注油烧热，倒入鸡肉片，滑油至变色，捞出备用；用油起锅，加入食材和调味料，炒熟即可。

扫扫我，可搜索出花菜的27种做法

丝瓜烧花菜

• 利尿解毒、提高免疫力

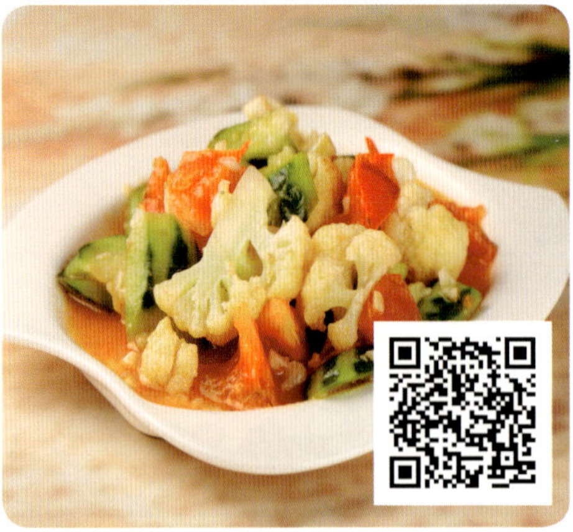

材料 花菜180克，丝瓜120克，西红柿100克，蒜末、葱段各少许

调料 盐3克，鸡粉2克，料酒4毫升，水淀粉6毫升，食用油适量

做法 ①将洗净的丝瓜切成小块；洗好的花菜切小朵；洗净的西红柿切成小块。

②锅中注清水烧开，加入少许食用油、盐，放入花菜，煮至其断生后捞出。

③用油起锅，放入蒜末、葱段爆香；倒入丝瓜块、西红柿炒匀；倒入花菜，再淋入料酒，炒匀提味；转小火，注入少许清水，加入盐、鸡粉、水淀粉，用中火快速翻炒至食材熟透即成。

西蓝花

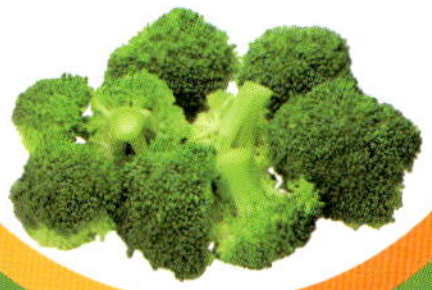

热量：154.9千焦/100克

最佳烹饪法：拌、炝、煮、炒

性味归经：性凉，味甘；归肝经。

食用建议：口干口渴、消化不良、食欲不振、大便干结者，癌症患者、肥胖者、体内缺乏维生素K者可常食。

营养功效：西蓝花可润肺止咳、防癌抗癌。西蓝花能够阻止胆固醇氧化，防止血小板凝结成块，因而减少心脏病与脑卒中的危险。

西蓝花炒时蔬

● 防癌抗癌、润肺止咳

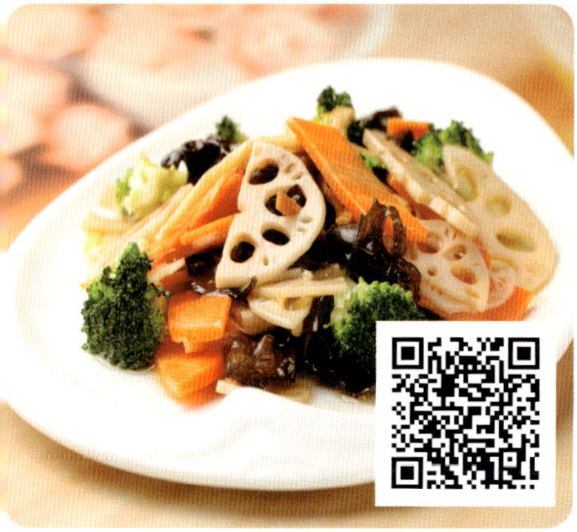

材料 西蓝花120克，水发黄花菜90克，水发木耳40克，莲藕90克，胡萝卜90克，姜片、蒜末、葱段各少许

调料 盐4克，鸡粉2克，料酒10毫升，蚝油10克，水淀粉4毫升，食用油适量

做法 ①锅中注清水烧开，放入盐、食用油、胡萝卜、木耳、莲藕，煮1分钟，再放入黄花菜、西蓝花，续煮半分钟，捞出，备用。

②用油起锅，放入姜片、蒜末、葱段，爆香，倒入食材、料酒、鸡粉、盐、蚝油，翻炒片刻，倒入水淀粉，炒匀。

③将炒好的食材盛出，装入盘中即可。

西蓝花炒牛肉

● 提高人体免疫力

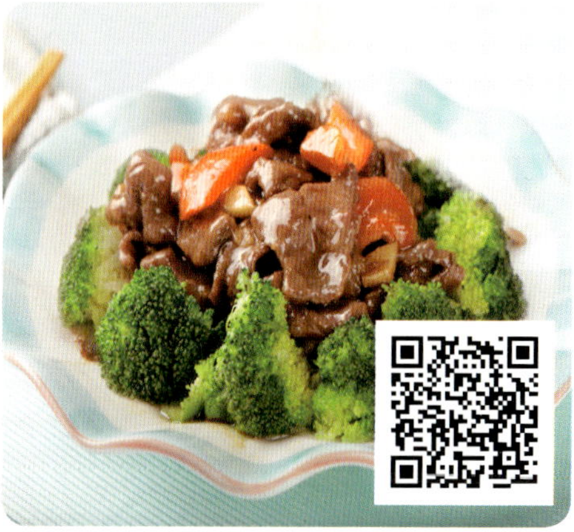

材料 西蓝花300克，牛肉200克，彩椒40克，姜片、蒜末、葱段各少许

调料 盐4克，鸡粉4克，生抽、蚝油、水淀粉、料酒、食粉、油各适量

做法 ①西蓝花切块；彩椒切块；牛肉切片，加调味料，腌渍入味；锅中注水烧开，倒西蓝花，煮1分钟，捞出。

②油锅爆香姜、蒜、葱、彩椒，倒入牛肉，炒匀，加入调味料炒至熟即成。

扫扫我，可搜索出西蓝花的59种做法

黄豆芽

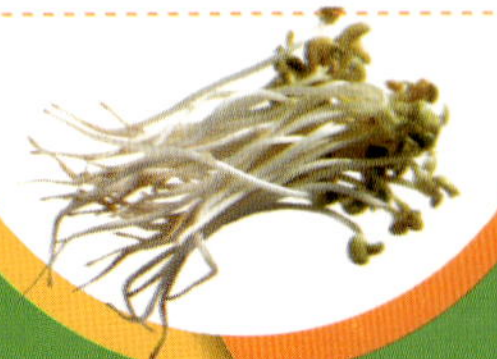

热量：184.2千焦/100克

最佳烹饪法：炒、拌、炖、熘

性味归经：性凉、味甘；归脾、大肠经。

食用建议：胃中积热、妇女妊娠、高血压、癌症、癫痫、肥胖、便秘、痔疮患者可常食。

营养功效：黄豆芽可清热明目、补气养血、消肿除痹、润肌肤、防止牙龈出血、心血管硬化以及降低胆固醇，对脾胃湿热、大便秘结、寻常疣、高脂血症等症的患者有食疗作用。

马齿苋炒黄豆芽

• 清热解毒、健脾除湿

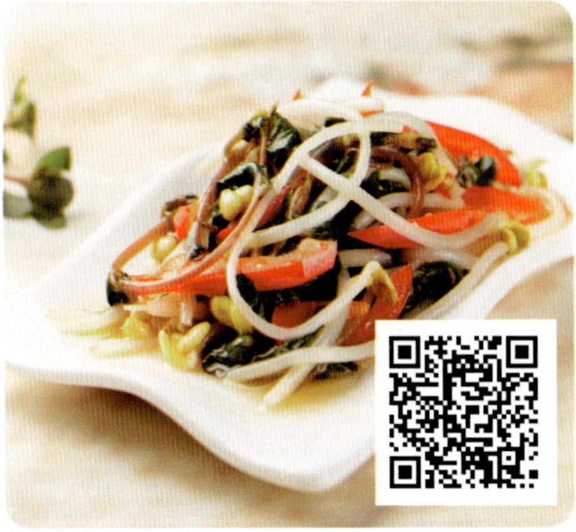

|材料| 马齿苋100克，黄豆芽100克，彩椒50克

|调料| 盐2克，鸡粉2克，水淀粉4毫升，食用油适量

|做法| ①彩椒切条，锅中注清水烧开，放入食用油、黄豆芽、彩椒，煮至其断生，捞出，待用。

②用油起锅，倒入马齿苋、黄豆芽、彩椒、盐、鸡粉、水淀粉，炒匀即可。

扫扫我，可搜索出黄豆芽的66种做法

白萝卜丝炒黄豆芽

• 补气养血、消肿除痹

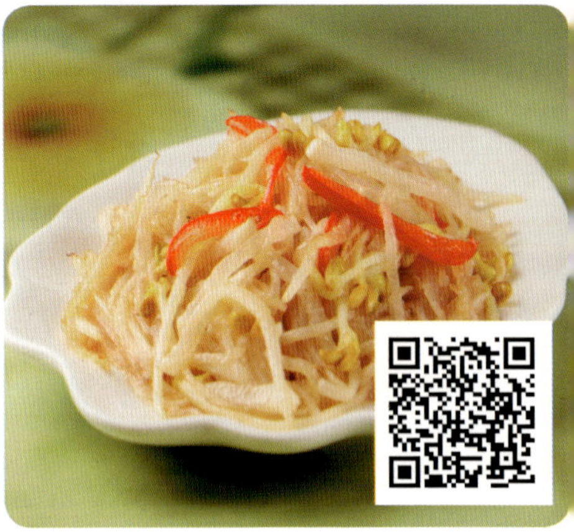

|材料| 白萝卜400克，黄豆芽180克，彩椒40克，姜末、蒜末各少许

|调料| 盐4克，鸡粉2克，蚝油10克，水淀粉6毫升，食用油适量

|做法| ①白萝卜切丝，彩椒切粗丝，锅中注清水烧开，加入盐、黄豆芽，煮约半分钟，再倒入白萝卜丝，煮约1分钟，倒入彩椒丝，略煮片刻，捞出，待用。

②用油起锅，放入姜末、蒜末，爆香，倒入食材、盐、鸡粉、蚝油、水淀粉，翻炒至熟透。

③将炒好的食材盛出，装入盘中即可。

白萝卜

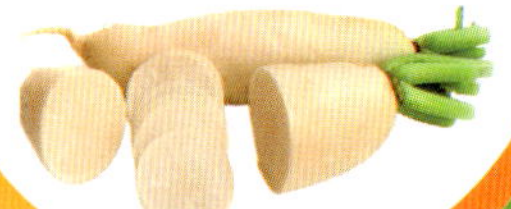

热量：87.9千焦/100克

最佳烹饪法：炖、煮、拌、煮

性味归经：性凉，味辛、甘；归肺、胃经。

食用建议：头屑多、头皮痒者，咳嗽者、鼻出血者可常食。

营养功效：白萝卜能促进新陈代谢、增强食欲、化痰清热、化积滞。常吃白萝卜可降低血脂、软化血管、稳定血压，还可预防冠心病、动脉硬化、胆石症等疾病。

红烧白萝卜

• 促进新陈代谢

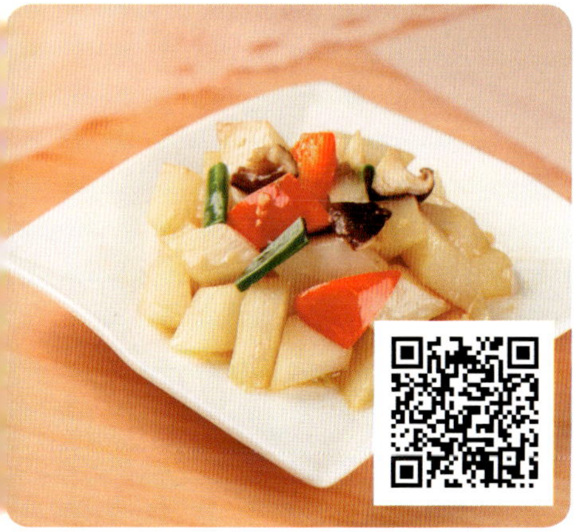

材料｜白萝卜350克，鲜香菇35克，彩椒40克，蒜末、葱段各少许

调料｜盐2克，鸡粉2克，生抽5毫升，水淀粉5毫升，食用油适量

做法｜①白萝卜切丁，香菇切小块，彩椒切小块。

②用油起锅，放入蒜末、葱白、香菇，翻炒至其熟软，再放入白萝卜丁、清水、盐、鸡粉、生抽，中火焖煮至食材八成熟，放入彩椒，转大火收汁，倒入水淀粉、葱叶，翻炒至熟软、汤汁收浓。

③将炒好的食材盛出，装入盘中即成。

银耳雪梨白萝卜汤

• 清热化痰、生津解毒

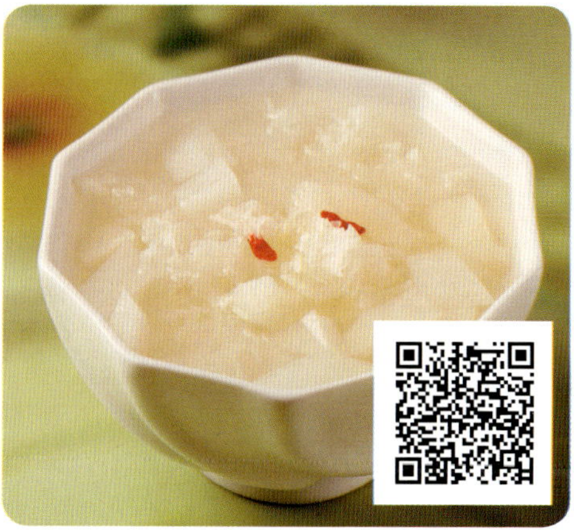

材料｜水发银耳120克，雪梨100克，白萝卜180克

调料｜冰糖40克

做法｜①雪梨切小块，白萝卜切小块，银耳切小块。

②砂锅中注入清水烧开，放入白萝卜、雪梨块、银耳，烧开后，用小火炖至食材熟软，放入冰糖，拌匀，煮至冰糖溶化即可。

扫扫我，可搜索出白萝卜的76种做法

胡萝卜

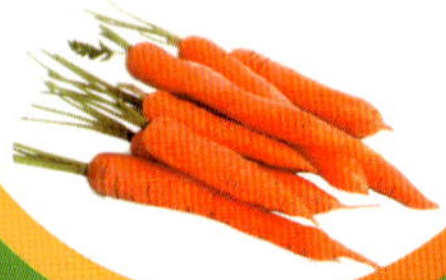

热量：180.0千焦/100克

最佳烹饪法：拌、煮、炒、炖、烩

性味归经：平，味甘、涩；归心、肺、脾、胃经。

食用建议：癌症、高血压、夜盲症、干眼症、营养不良、食欲不振、皮肤粗糙者可常食。

营养功效：胡萝卜有健脾和胃、补肝明目、清热解毒、降气止咳等功效，适用于便秘、夜盲症、麻疹、百日咳、小儿营养不良等症。

胡萝卜银耳汤

• 清热解毒、补肝明目

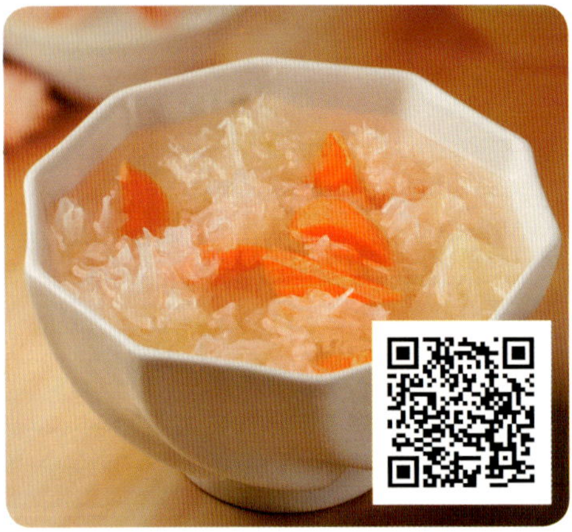

材料 胡萝卜200克，水发银耳160克

调料 冰糖30克

做法 ①胡萝卜切滚刀块，银耳切成小块。

②砂锅中注清水烧开，放入胡萝卜块、银耳，大火煮沸后转小火炖至银耳熟软，加入冰糖，用小火再炖煮至冰糖完全溶化，略微搅拌即可。

扫扫我，可搜索出胡萝卜的00种做法

苦瓜胡萝卜蛋饼

• 降糖降脂、利膈宽肠

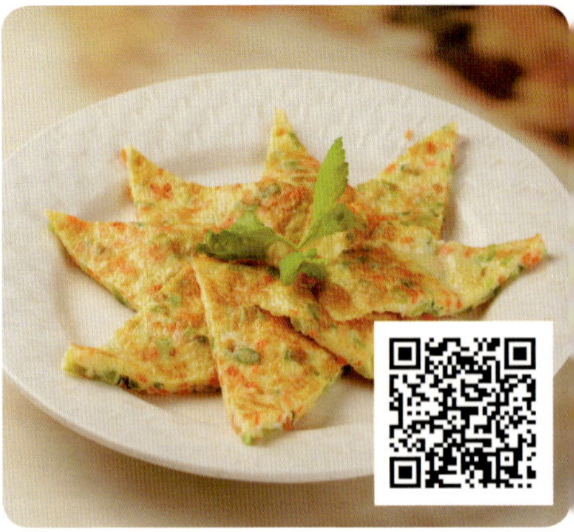

材料 苦瓜100克，胡萝卜60克，鸡蛋2个，葱花少许

调料 盐3克，水淀粉6毫升，食用油适量

做法 ①清水烧开，倒入胡萝卜、苦瓜、盐、油，煮至八成熟后捞出，将鸡蛋打入碗中，放入胡萝卜、苦瓜、盐、水淀粉、葱花，制成蛋糊，待用。

②煎锅中注油，烧至四成热，倒入部分蛋糊，煎至五成熟，盛出，与余下的蛋糊混合匀，煎锅上火，注油烧热，倒入蛋糊，制成饼状，小火煎至蛋饼成形，翻转蛋饼，再煎至两面熟透、呈焦黄色。将蛋饼盛出，凉凉，切开即可。

冬瓜

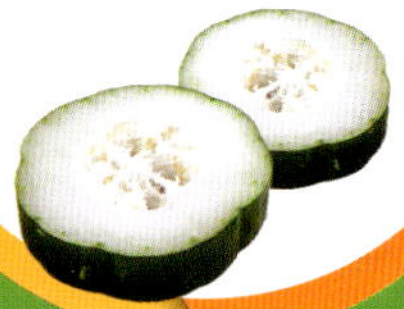

热量：46.0千焦/100克

最佳烹饪法：煮、炖、拌、烧

性味归经：性凉，味甘；归肺、大肠、小肠、膀胱经。

食用建议：心烦气躁、热病口干烦渴、小便不利者可常食。

营养功效：冬瓜可清热解毒、利水消肿、减肥美容，常食可使皮肤光洁。对慢性支气管炎、肠炎等感染性疾病有一定的治疗作用。

冬瓜蒸鸡

• 利水消肿、美容护肤

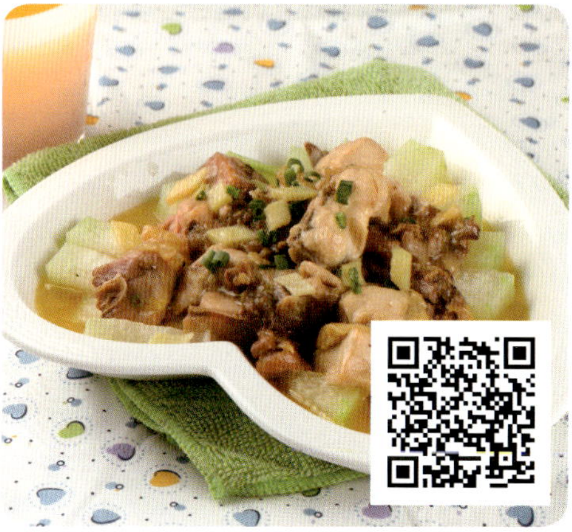

|材料| 鸡肉块300克，冬瓜200克，姜片、葱花各少许

|调料| 盐2克，鸡粉2克，生粉、生抽、料酒各适量

|做法| ①冬瓜切小块，鸡肉块装入碗中,放入姜片、盐、鸡粉、生抽、料酒、生粉，抓匀。

②将冬瓜装入盘中，再铺上鸡肉块，把冬瓜鸡块放入蒸锅中，用中火蒸至食材熟透。

③冬瓜鸡块取出，撒上葱花即成。

酿冬瓜

• 清热解毒、杀菌抗炎

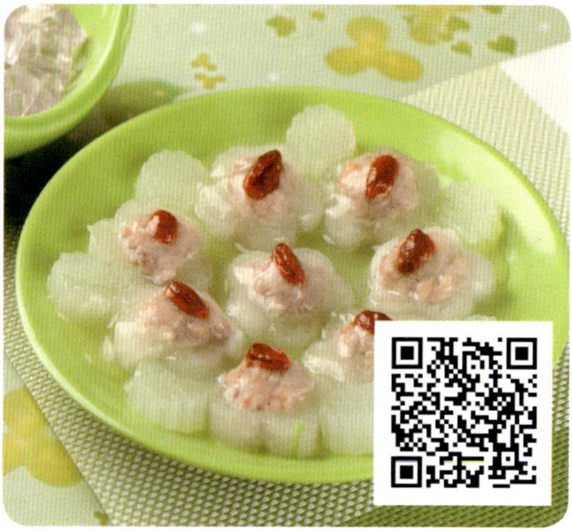

|材料| 冬瓜350克，肉末100克，枸杞少许

|调料| 盐、鸡粉各少许，水淀粉、食用油各适量

|做法| ①冬瓜切片，用模具压出花型，用模具把冬瓜片中间挖空。

②把冬瓜片装入盘中，在挖空部分塞入肉末，放上枸杞，放入蒸锅中，蒸熟取出；用油起锅，倒入清水，放入调味料，调成稠汁，浇在冬瓜片上即可。

扫扫我，可搜索出冬瓜的58种做法

苦瓜

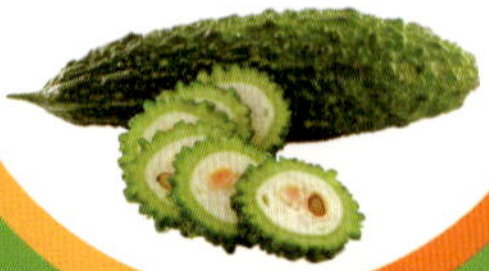

热量：79.5千焦/100克

最佳烹饪法：拌、煮、炒

性味归经：性寒、味苦；归心、肝、脾经。

食用建议：糖尿病、癌症、痱子患者可常食。

营养功效：苦瓜可解暑除烦、解毒、明目、降低血糖、补肾健脾、提高机体免疫力。对治疗痢疾、疮肿、热病烦渴、痱子过多、小便短赤等病有一定的疗效。此外，苦瓜还有助于加速伤口愈合，多食有助于皮肤细嫩柔滑。

白果炒苦瓜

• 解暑除烦、健脾益气

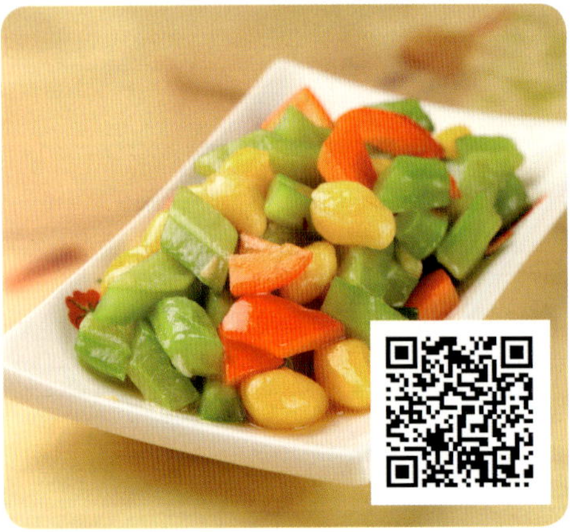

|材料| 苦瓜130克，白果50克，彩椒40克，蒜末、葱段各少许

|调料| 盐3克，水淀粉、食用油各适量

|做法| ①彩椒切块，苦瓜切小块，锅中注清水烧开，倒入苦瓜、盐，煮约1分钟，放入白果，续煮至断生后捞出。

②用油起锅，放入蒜、葱，爆香；倒入彩椒、苦瓜、白果、盐、水淀粉，翻炒至熟透即成。

扫扫我，可搜索出苦瓜的94种做法

苦瓜薏米排骨汤

• 降糖降脂、提高免疫力

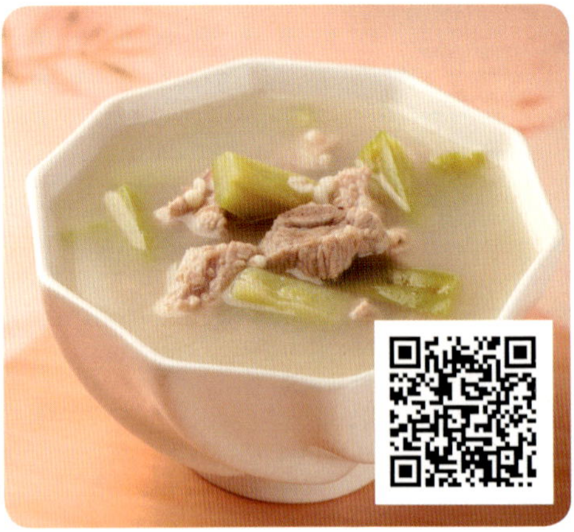

|材料| 排骨段200克，苦瓜100克，水发薏米90克，姜片10克

|调料| 盐、鸡粉各少许，料酒8毫升

|做法| ①苦瓜切成小段，锅中注清水烧开，倒入排骨段、料酒，煮至沸，撇去浮沫，捞出待用。

②砂锅中注清水烧开，放入排骨段、姜片、薏米、料酒，略微搅拌，煮沸后转小火煮至排骨七成熟，倒入苦瓜，续煮至熟透，加入盐、鸡粉，略煮至汤汁入味。

③将煮好的汤盛出，装入碗中即成。

丝瓜

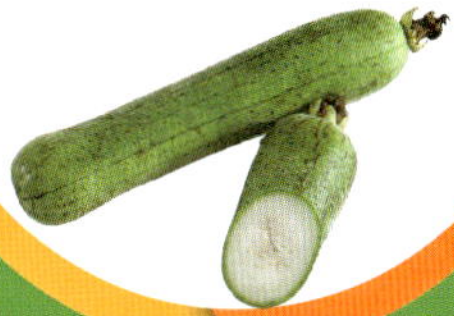

热量：83.7千焦/100克

最佳烹饪法：炒、煮、焖

性味归经：性凉，味甘；归肝、胃经

食用建议：月经不调者，身体疲乏、痰喘咳嗽、产后乳汁不通的妇女可常食。

营养功效：丝瓜可凉血、解毒通便、祛风化痰、通经络、行血脉、下乳汁，还能用于治疗热病，身热烦渴、痰喘咳嗽、崩漏带下、血淋、痔疮痈肿、产妇乳汁不下等病症。

松子炒丝瓜

• 解毒通便、活血通经

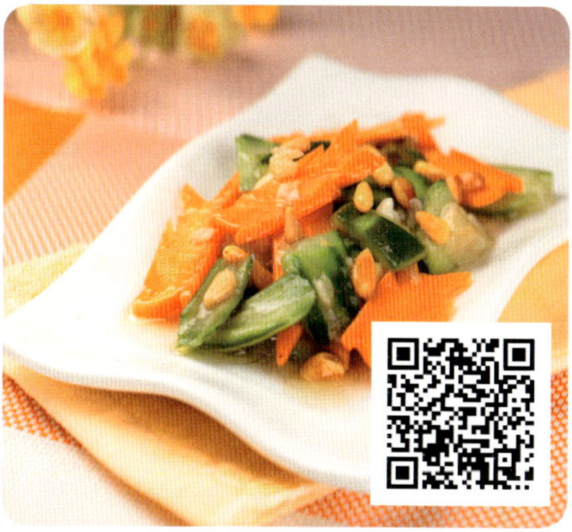

|材料| 胡萝卜片50克，丝瓜90克，松仁12克，姜末、蒜末各少许

|调料| 盐2克，鸡粉、水淀粉、食用油各适量

|做法| ①丝瓜切小块，锅中注清水烧开，加入油、胡萝卜片、丝瓜，续煮至其断生，捞出，待用。

②用油起锅，倒入姜末、蒜末、胡萝卜、丝瓜、盐、鸡粉，炒匀至食材入味，倒入水淀粉，炒匀。

③将炒好的菜肴盛出，装入盘中，撒上松仁即可。

肉末蒸丝瓜

• 下气通乳、祛风化痰

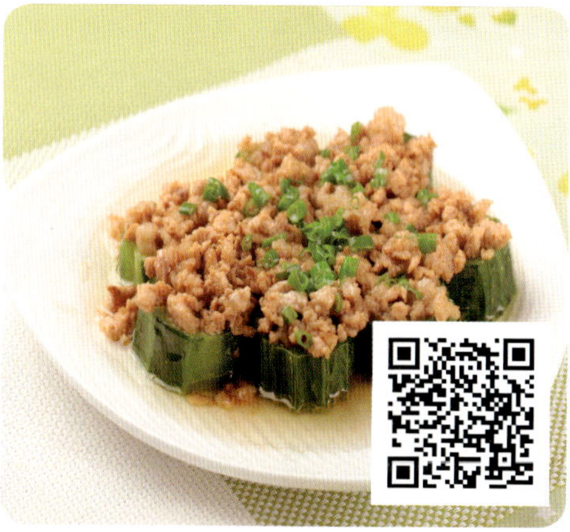

|材料| 肉末80克，丝瓜150克，葱花少许

|调料| 盐、鸡粉、老抽各少许，生抽、料酒各2毫升，水淀粉、油各适量

|做法| ①丝瓜切小段，备用。

②用油起锅，倒入肉末，翻炒至肉质变色，加入调味料，炒匀，制成酱料。

③蒸盘摆放好丝瓜段，放上酱料，蒸锅上火烧开，放入蒸盘，用大火蒸至食材熟透，取出，撒上葱花，浇上热油即成。

扫扫我，可搜索出丝瓜的44种做法

黄瓜

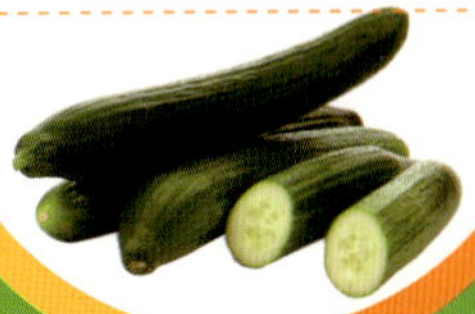

热量：62.8千焦/100克

最佳烹饪法：拌、炒、煮

性味归经： 性凉，味甘；归肺、胃、大肠经。

食用建议： 热病患者，肥胖、高血压、高血脂、水肿、癌症、嗜酒者及糖尿病患者可常食。

营养功效： 黄瓜可除湿、利尿、降脂、镇痛、促消化。其中的纤维素能促进胃肠蠕动，丙醇、乙醇和丙醇二酸可抑制糖类物质转化为脂肪，对肥胖和高血压、高脂血症患者有利。

黄瓜肉丝

• 促进胃肠蠕动

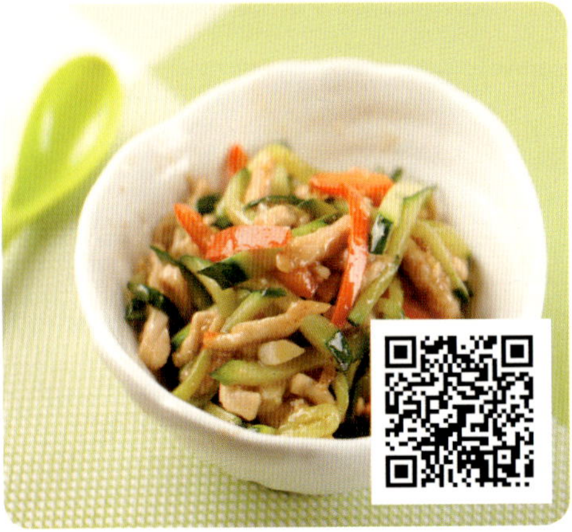

材料 黄瓜120克，瘦肉80克，彩椒20克，蒜末、葱末各少许

调料 盐2克，鸡粉少许，生抽3毫升，料酒4毫升，水淀粉、食用油各适量

做法 ①黄瓜切细丝，彩椒切粗丝，瘦肉切细丝，将瘦肉丝放入碗中，加入盐、鸡粉、水淀粉、油，腌渍入味。

②用油起锅，倒入全部食材，加入调味料，炒熟即可。

扫扫我，可搜索出黄瓜的95种做法

黄瓜拌玉米笋

• 利尿除湿、降糖降脂

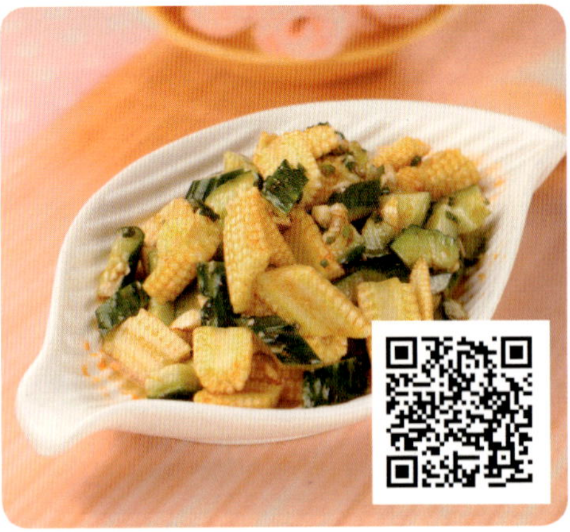

材料 玉米笋200克，黄瓜150克，蒜末、葱花各少许

调料 盐3克，鸡粉2克，生抽4毫升，辣椒油6毫升，陈醋8毫升，芝麻油、食用油各适量

做法 ①锅中注清水烧开，放入玉米笋、盐、鸡粉、食用油，大火焯煮至食材断生后捞出，待用。

②碗中倒入玉米笋、黄瓜块、蒜末、葱花、辣椒油、盐、鸡粉、陈醋、生抽，搅匀，使调味料溶化，淋入芝麻油，拌匀至食材入味。

③将炒好食材盛出，装入盘中即成。

南瓜

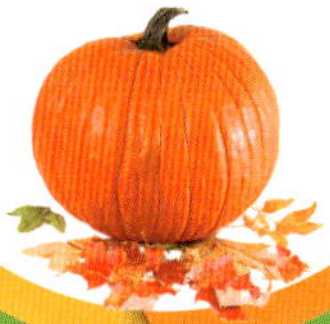

热量：92.1千焦/100克

最佳烹饪法：拌、煮、蒸

性味归经：性温，味甘；归脾、胃经。

食用建议：糖尿病、动脉硬化、胃黏膜溃疡、肋间神经痛、痢疾、下肢溃疡、烫灼伤等症患者，脾胃虚弱、营养不良者可常食。

营养功效：南瓜可润肺益气、消炎止痛、降低血糖、驱虫解毒、美容、促进胃肠蠕动，对高血压及肝脏的病变也有预防和治疗作用。

南瓜坚果饼

● 美容护肤、提亮肤色

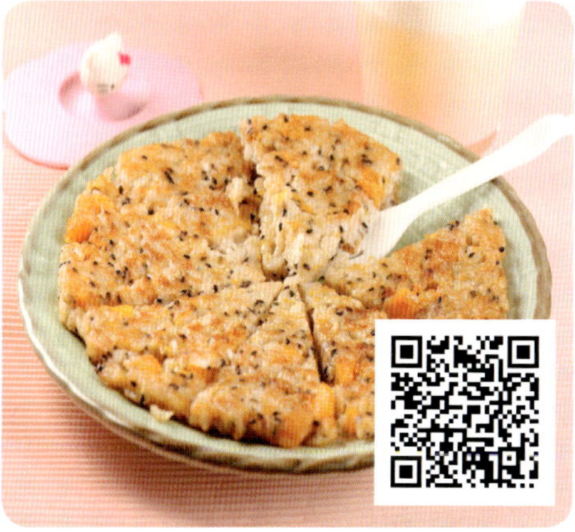

|材料| 南瓜片55克，蛋黄少许，核桃粉70克，黑芝麻10克，软饭200克，面粉90克

|调料| 食用油适量

|做法| ①蒸锅烧开，放入装有南瓜的小碟子，中火蒸至熟软，取出。

②软饭搅拌至松散，放入南瓜、核桃粉、黑芝麻、蛋黄、面粉，拌匀至面粉起劲，即成面粉饭团，煎锅注油烧热，倒入饭团，制成饼状，小火煎至其呈焦黄色，再煎至两面熟透。

③盛出煎好南瓜饼，待放凉之后切分成小块即可。

小米南瓜粥

● 补肺益气、消炎止痛

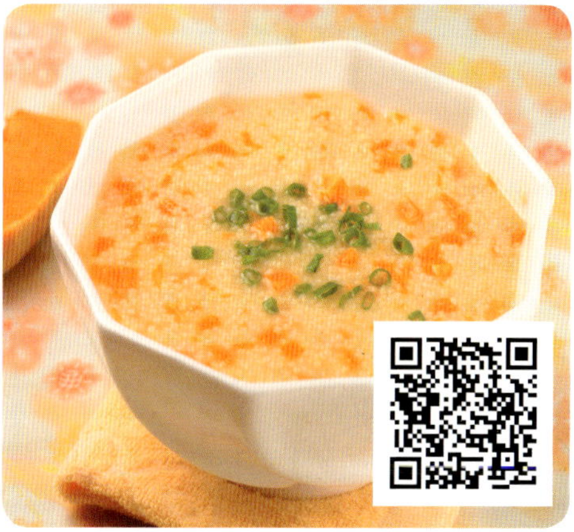

|材料| 水发小米90克，南瓜110克，葱花少许

|调料| 盐2克，鸡粉2克

|做法| ①南瓜切成粒，把南瓜装入盘中，待用。

②锅中注清水烧开，倒入小米，烧开后用小火煮至小米熟软，倒入南瓜，用小火煮至食材熟烂，放入鸡粉、盐，搅匀，再撒上葱花即可。

扫扫我，可搜索出南瓜的75种做法

莲藕

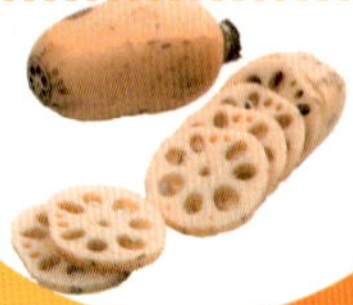

热量：293.0千焦/100克

最佳烹饪法：炒、拌、炖、煮

性味归经：性凉、味辛、甘；归肺、胃经。

食用建议：体弱多病、营养不良、高热病人、吐血者以及高血压、肝病、食欲不振、缺铁性贫血者可常食。

营养功效：莲藕补五脏之虚、强壮筋骨、补血养血。生食清热润肺，熟食健脾开胃。主治肺热咳嗽、烦躁口渴、脾虚泄泻等症。

瓦罐莲藕汤

• 强壮筋骨、健脾开胃

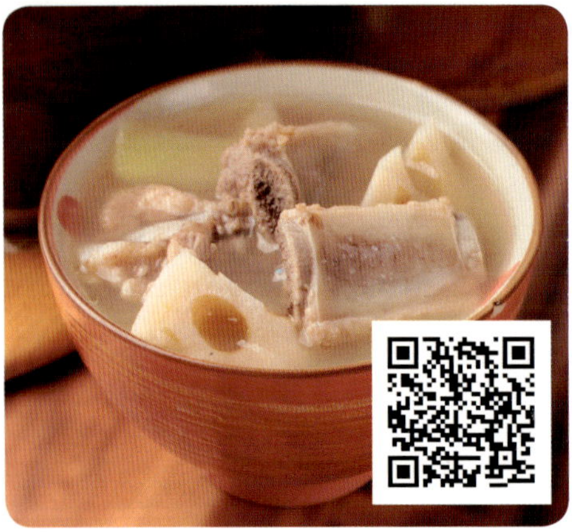

|材料| 排骨350克，莲藕200克，姜片20克

|调料| 料酒8毫升，盐2克，鸡粉2克，胡椒粉适量

|做法| ①藕切丁，砂锅中注清水烧开，倒入排骨，汆去血水，捞出待用。

②瓦罐中注水烧开，放入排骨，煮沸，倒入姜片，煮至排骨五成熟，倒入莲藕，小火续煮至排骨熟透，放入鸡粉、盐、胡椒粉，撇去浮沫即可。

扫扫我，可搜索出莲藕的66种做法

莲藕炖鸡

• 滋阴养血、补虚损

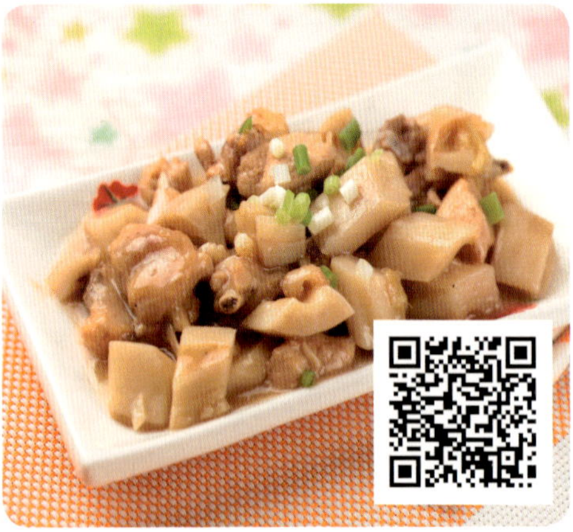

|材料| 莲藕80克，鸡肉块180克，姜末、蒜末、葱花各少许

|调料| 盐3克，鸡粉2克，生抽、料酒各6毫升，白醋10毫升，水淀粉、食用油各适量

|做法| ①鸡肉块加盐、鸡粉、生抽、料酒，腌渍至入味，清水烧开，倒入莲藕丁、白醋，煮至断生，捞出，待用。

②用油起锅，倒入姜末、蒜末、鸡肉块，翻炒至转色，放入生抽、料酒、藕丁、清水、盐、鸡粉，煮沸后用小火焖煮至熟透，转大火收浓汁水，倒入水淀粉。

③盛出食材放在盘中，撒上葱花即成。

玉米

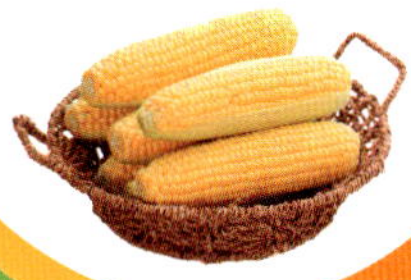

- 热量：443.7千焦/100克
- 最佳烹饪法：蒸、炖、炒

性味归经： 性平，味甘；归脾、肺经。

食用建议： 水肿、脚气病、小便不利、腹泻、动脉粥样硬化、冠心病、习惯性流产、不育症等患者可常食。

营养功效： 玉米宁心活血、调理中气、降血脂，延缓人体衰老、增强记忆力。玉米中的谷胱甘肽，可与癌细胞结合使其失去致癌性。

杏鲍菇炒甜玉米

• 健脑、增强记忆力

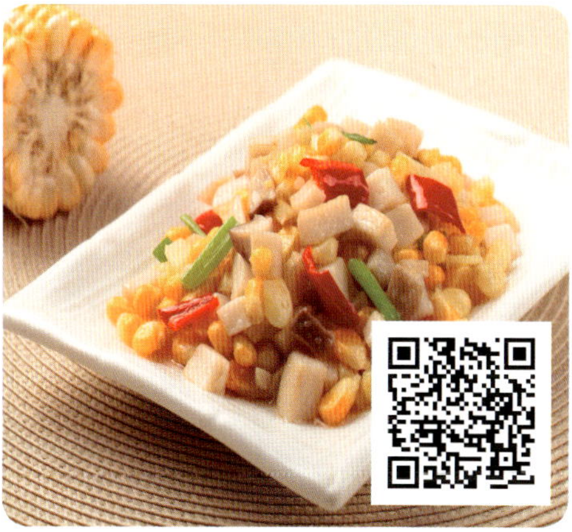

材料 杏鲍菇90克，红椒10克，鲜玉米粒150克，姜片、蒜末、葱段各少许

调料 盐3克，鸡粉2克，料酒3毫升，水淀粉、食用油各适量

做法 ①杏鲍菇切丁，红椒切小块，锅中注清水烧开，加盐、鸡粉、杏鲍菇、玉米粒，煮至其八成熟后捞出，待用。

②用油起锅，放入姜片、蒜末、食材、红椒块，翻炒至其断生，加入盐、鸡粉、料酒、葱段，倒入水淀粉，用中火翻炒至食材入味。

③将炒好的菜肴盛出，装入盘中即可。

玉米腰果火腿丁

• 开胃益智、抗癌

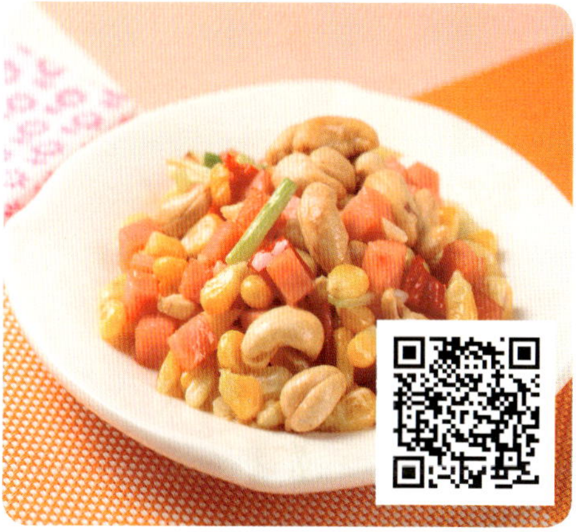

材料 鲜玉米粒120克，火腿80克，红椒20克，腰果15克，姜、蒜、葱各少许

调料 盐、鸡粉各2克，料酒3毫升，水淀粉、食用油各适量

做法 ①火腿、红椒切丁，清水烧开，放入盐、玉米粒，煮至食材断生，

②油烧至三成热，将腰果炸香，捞出；火腿丁炸至脆嫩，捞出；用油起锅，放入食材及调味料炒熟，撒上腰果即成。

扫扫我，可搜索出玉米的99种做法

茄子

热量：87.9千焦/100克

最佳烹饪法：烧、焖、拌、炖

性味归经：味甘、性凉；归脾、胃、大肠经。

食用建议：发热、咯血、便秘、高血压、动脉硬化、坏血病、眼底出血、皮肤紫斑症等容易内出血的人可常食。

营养功效：茄子可活血化瘀、清热消肿、宽肠。其黄酮类化合物，有抗氧化功能，可防止细胞癌变，降低血液中胆固醇含量。

蒜泥蒸茄子

• 活血化瘀、清热解毒

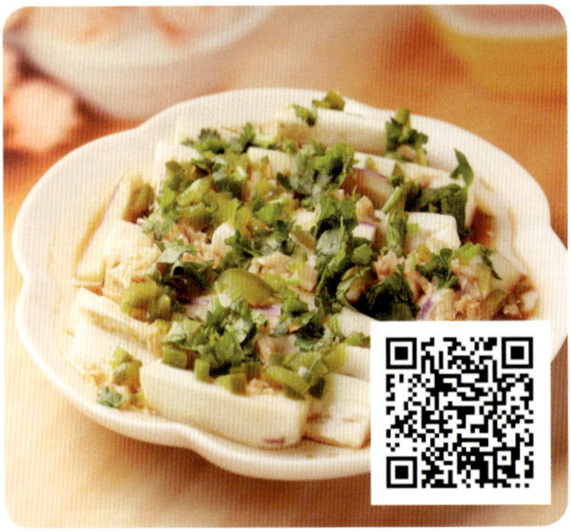

|材料| 茄子300克，彩椒40克，蒜末45克，香菜、葱花各少许

|调料| 生抽5毫升，陈醋5毫升，鸡粉2克，盐2克，芝麻油2毫升，食用油适量

|做法| ①彩椒切粒；茄子切条。

②将茄子摆盘，蒜、葱放碗中，加入调味料，浇在茄子上，放上彩椒，上锅蒸熟取出，加入葱花、香菜、热油即成。

扫扫我，可搜索出茄子的51种做法

青豆烧茄子

• 降血脂、降血压

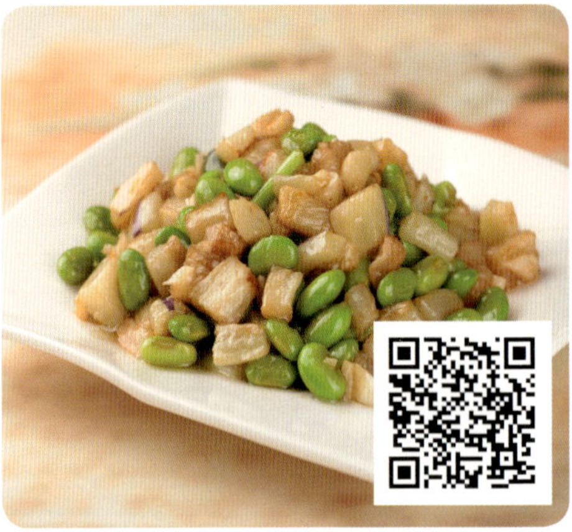

|材料| 青豆200克，茄子200克，蒜末、葱段各少许

|调料| 盐3克，鸡粉2克，生抽6毫升，水淀粉、食用油各适量

|做法| ①茄子切小丁块，锅中注清水烧开，加入盐、食用油、青豆，煮约1分钟，捞出，热锅注油，烧至五成热，倒入茄子丁，炸至色泽微黄捞出待用。

②锅底留油，放入蒜末、葱段，爆香，倒入青豆、茄子丁、盐、鸡粉、生抽，翻炒至熟软，倒入水淀粉，大火炒匀至食材熟透。

③将炒好的食材盛出，装入盘中即成。

山药

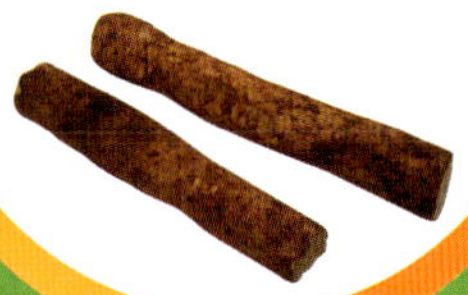

热量：234.4千焦/100克

最佳烹饪法：煮、炖、煲

性味归经：性平，味甘；归肺、脾、肾经。

食用建议：糖尿病、腹胀、病后虚弱、慢性肾炎、长期腹泻者可常食。

营养功效：山药健脾补肾、益精、助五脏、强筋骨、延年益寿。对脾胃虚弱、倦怠无力、食欲不振、久泻久痢、下肢痿弱、消渴尿频、遗精早泄等病症有食疗作用。

山药炖猪小肚

• 固肾益精、止痢

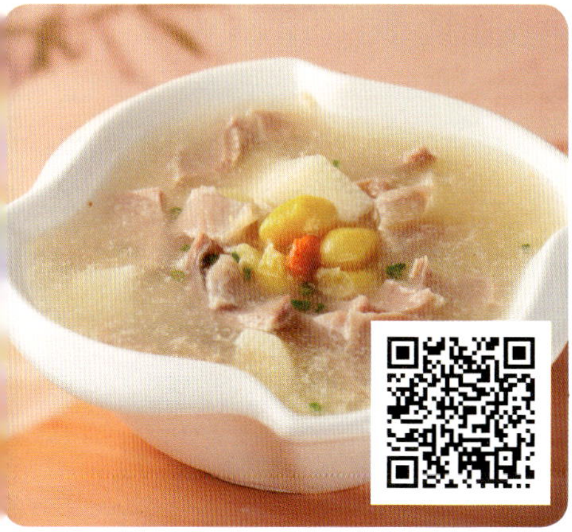

材料 山药160克，猪小肚270克，白果50克，枸杞15克，姜片、葱花各少许

调料 盐3克，鸡粉2克，胡椒粉少许，料酒20毫升

做法 ①山药切小块，猪小肚切小块，锅中注清水烧开，放入料酒、猪小肚，煮至沸，汆去血水，捞出，待用。

②砂锅中注清水烧开，倒入猪小肚、枸杞、白果、姜片、料酒，烧开后用小火炖至熟软，倒入山药，烧开后用小火炖至熟透，加入盐、鸡粉、胡椒粉，搅匀。

③将炒好的食材盛出，撒上葱花即可。

山药肚片

• 健脾补肺、杀虫

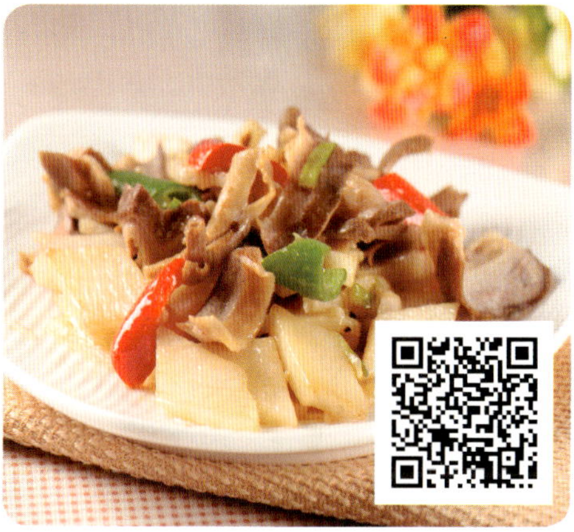

材料 山药300克，熟猪肚200克，青椒、红椒各40克，姜、蒜、葱各少许

调料 盐、鸡粉各2克，料酒4毫升，生抽5毫升，水淀粉、食用油各适量

做法 ①锅中注清水烧开，加入山药片、青椒、红椒，煮至断生后捞出。

②用油起锅，放入姜、蒜、葱，爆香；倒入以上食材、猪肚及调味料，大火翻炒至熟软即成。

扫扫我，可搜索出山药的84种做法

土豆

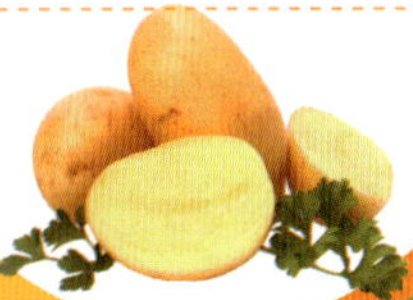

- 热量：318.1千焦/100克
- 最佳烹饪法：蒸、煮、拌

性味归经：性平、味甘；归胃、大肠经。

食用建议：妇女白带者、皮肤瘙痒者、急性肠炎患者、习惯性便秘者、皮肤湿疹患者、心脑血管疾病患者可常食。

营养功效：土豆和胃调中、健脾益气。土豆富含维生素、钾、纤维素等，可预防癌症和心脏病，帮助通便，并能增强机体免疫力。

西蓝花土豆泥

• 健脾益气、促进胃肠蠕动

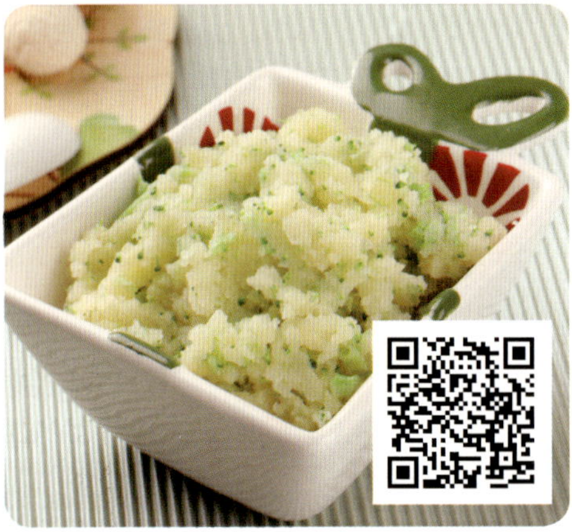

材料 西蓝花50克，土豆180克

调料 盐少许

做法 ①锅中注清水烧开，放入西蓝花，小火煮熟捞出；土豆切块，备用。

②将装有土豆的盘子放入蒸锅中，中火蒸至其熟透，取出，土豆块剁成泥，西蓝花剁成末，大碗中倒入土豆泥、西蓝花末，加入盐，拌至入味即成。

扫扫我，可搜索出土豆的106种做法

土豆炖牛腩

• 强身健体、抗衰老

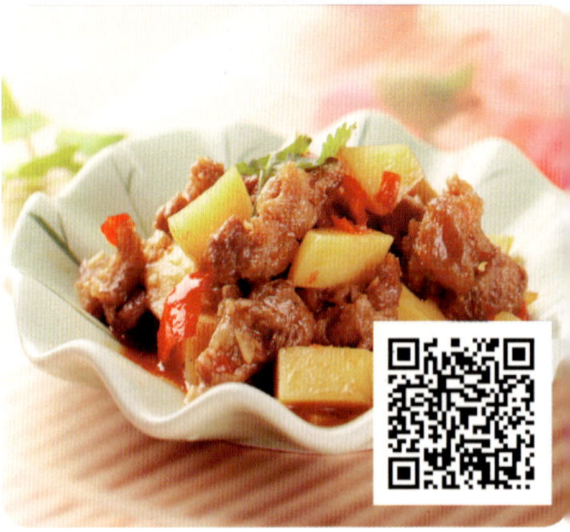

材料 熟牛腩100克，土豆120克，红椒30克，蒜末、姜片、葱段各少许

调料 盐3克，鸡粉2克，料酒4毫升，豆瓣酱10克，生抽10毫升，水淀粉4毫升，食用油适量

做法 ①土豆切丁，红椒切小块，熟牛腩切块，用油起锅，倒入姜片、蒜末、葱段，爆香，放入牛腩、料酒、豆瓣酱、生抽，炒匀。

②锅中注清水，倒入土豆丁、盐、鸡粉，小火炖15分钟，放入红椒块、水淀粉，炒匀。

③将炒好的食材盛出，装入盘中即可。

黑木耳

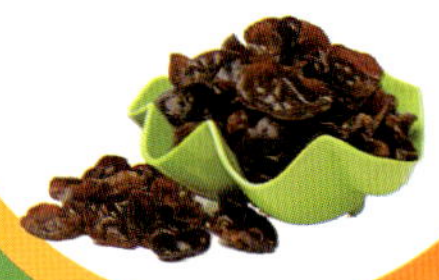

热量：87.9千焦/100克

最佳烹饪法：拌、炖、烧

性味归经： 性平、味甘；归胃、大肠经。

食用建议： 心脑血管疾病、结石症患者、缺铁者、矿工、冶金工人、纺织工、理发师可常食。

营养功效： 黑木耳补肺益气、凉血止血、涩肠、养容；主治气虚或血热所致腹泻、崩漏、尿血、齿龈疼痛、脱肛、便血等病症。

黑木耳拌海蜇丝

补肺益气、清理肠道

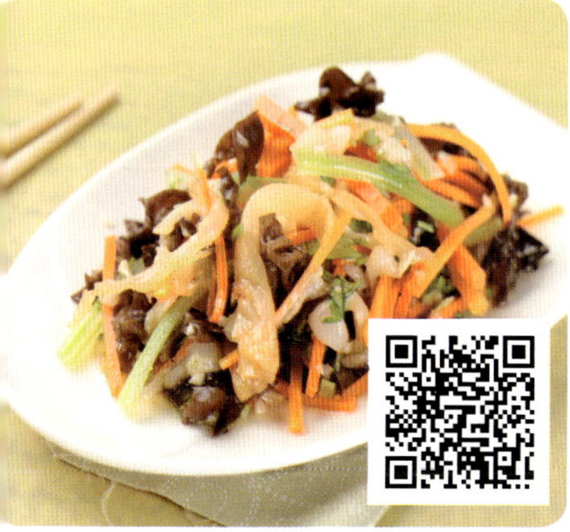

材料 水发黑木耳40克，水发海蜇120克，胡萝卜80克，西芹80克，香菜20克，蒜末少许

调料 盐1克，鸡粉2克，白糖4克，陈醋6毫升，芝麻油2毫升，食用油适量

做法 ①所有食材切好备用。

②清水烧开，放入海蜇丝，煮2分钟，放入胡萝卜、黑木耳、食用油，煮1分钟，放入西芹，略煮片刻。加蒜末、香菜、白糖、盐、鸡粉、陈醋、芝麻油，拌匀。

③把拌好的食材盛出，装入盘中即可。

彩椒木耳炒百合

凉血止血、美容护肤

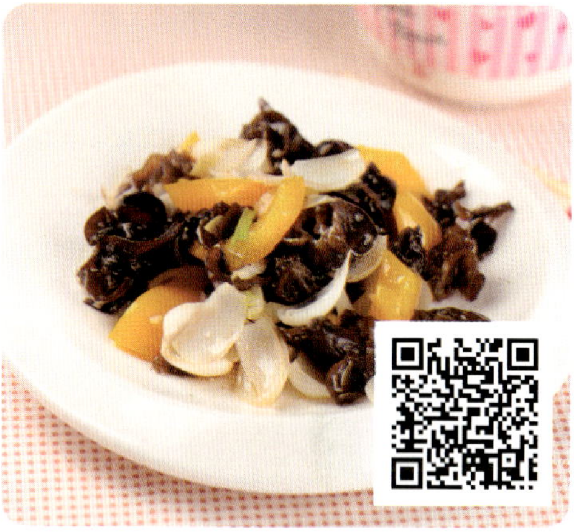

材料 鲜百合50克，水发木耳55克，彩椒50克，姜片、蒜末、葱段各少许

调料 盐3克，鸡粉2克，料酒2毫升，生抽2毫升，水淀粉、食用油各适量

做法 ①彩椒切小块，木耳切小块，与百合一起入沸水中焯至断生，捞出。

②用油起锅，放入姜片、蒜末、葱段，爆香，倒入煮好的百合、木耳、彩椒、所有调味料，炒匀即成。

扫扫我，可搜索出黑木耳的94种做法

银耳

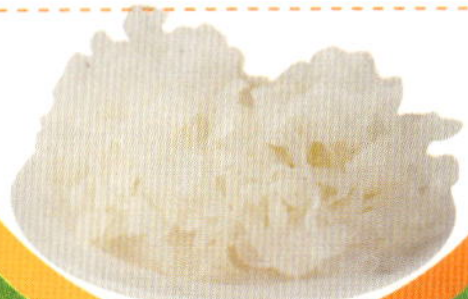

热量：837.2千焦/100克

最佳烹饪法：炖、煮、拌

性味归经：性平、味甘；归肺、胃、肾经。

食用建议：阴虚火旺、老年慢性支气管炎、免疫力低下、癌症、肺热咳嗽、肺燥干咳、月经不调、胃炎、大便秘结患者可常食。

营养功效：银耳补肾强精、滋阴润燥、补气和血、美容、嫩肤；对阴虚火旺不受参茸等温热滋补的病人是一种良好的补品。

木瓜银耳炖鹌鹑蛋

• 补气和血、美容嫩肤

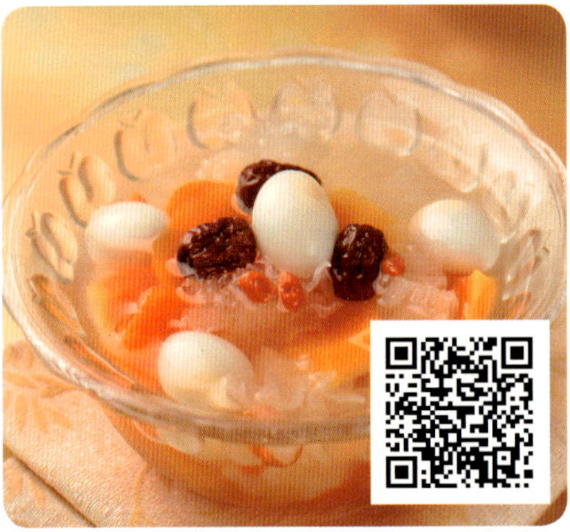

|材料| 木瓜200克，水发银耳100克，鹌鹑蛋90克，红枣20克，枸杞10克

|调料| 冰糖40克

|做法| ①木瓜切小块，银耳切小块，备用。

②砂锅中注清水烧开，放入红枣、木瓜、银耳，用小火炖至食材熟软，放入鹌鹑蛋、冰糖，煮至冰糖溶化，加入枸杞，略煮片刻，使其更入味即可。

扫扫我，可搜索出银耳的66种做法

银耳炒肉丝

• 补肾强精、滋阴润燥

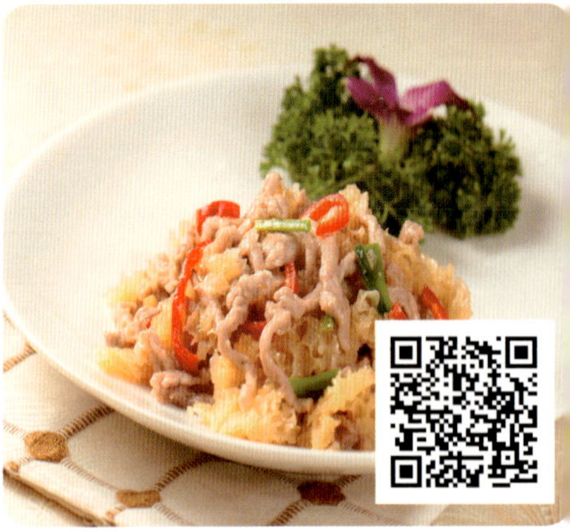

|材料| 水发银耳200克，猪瘦肉200克，红椒30克，姜片、蒜末、葱段各少许

|调料| 料酒4毫升，生抽3毫升，盐、鸡粉、水淀粉、食用油各适量

|做法| ①红椒切丝；把猪瘦肉切成丝装入碗中，放入盐、鸡粉、水淀粉、食用油，腌渍至入味；锅中注清水烧开，加入食用油、盐、银耳，煮至沸腾，捞出，待用。

②用油起锅，放入姜片、蒜末、肉丝、料酒、银耳、红椒丝、盐、鸡粉、生抽、水淀粉、葱段，炒匀。

③将炒好的菜盛出，装入盘中即可。

香菇

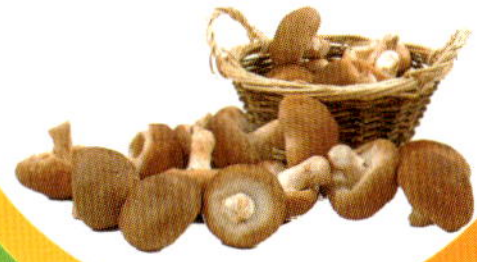

热量：79.5千焦/100克

最佳烹饪法：炖、煮、炒

性味归经：性凉、味甘、平；归胃经。

食用建议：贫血者、抵抗力低下者、高脂血症患者、高血压患者、动脉硬化患者、糖尿病患者、癌症患者、肾炎患者可常食。

营养功效：香菇补肝肾、健脾胃、化痰理气，解毒，抗肿瘤。主治食欲不振、身体虚弱、小便失禁、大便秘结、肿瘤疮疡等病症。

香菇扒油麦菜

• 提高人体免疫力

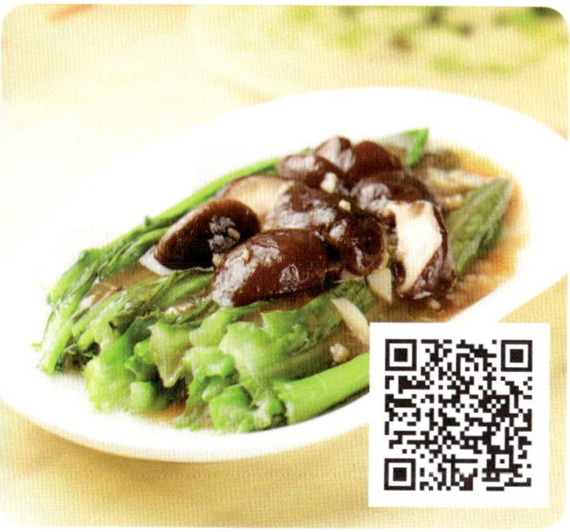

材料 油麦菜200克，香菇40克，蒜末少许

调料 盐少许，鸡粉2克，蚝油6克，生抽2毫升，料酒4毫升，水淀粉、食用油各适量

做法 ①香菇切片；清水烧开，加食用油、盐、油麦菜，煮至熟软后捞出；香菇倒入沸水中，煮约1分钟，捞出。

②用油起锅，放入蒜末、香菇片、料酒、蚝油、生抽、清水、盐、鸡粉，大火煮至汤汁收浓，倒入水淀粉，至食材熟软后关火，待用。

③盘子上摆好油麦菜，盛入食材即成。

素炒香菇西芹

• 润肠通便、抗肿瘤

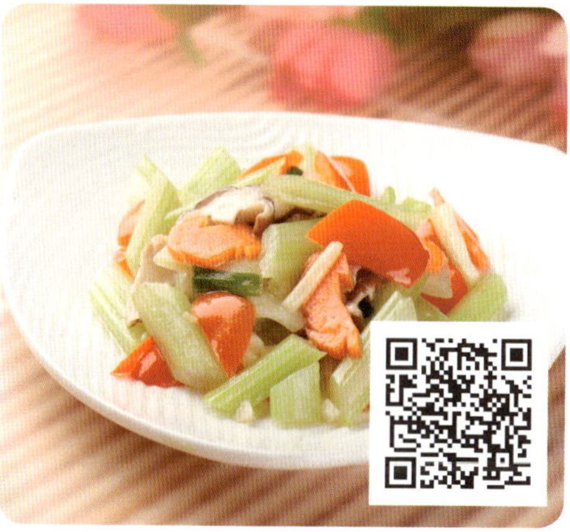

材料 西芹95克，彩椒45克，鲜香菇30克，胡萝卜片、蒜末、葱段各少许

调料 盐、鸡粉、水淀粉、食用油各适量

做法 ①香菇切丝，西芹切断，胡萝卜片、彩椒洗净，共入沸水中焯至食材断生，捞出待用。

②用油起锅，放蒜末、葱段爆香，放煮好的食材，加盐、鸡粉、水淀粉炒熟即成。

扫扫我，可搜索出香菇的189种做法

金针菇

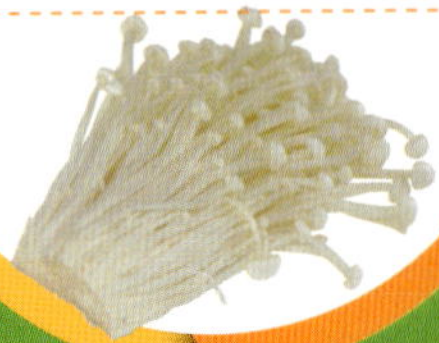

热量：108.9千焦/100克

最佳烹饪法：煮、炒、拌

性味归经：性寒，味甘、咸；归脾、胃、胃经。

食用建议：气血不足、营养不良的老人、儿童、癌症患者，肝脏病及胃、肠道溃疡、心脑血管疾病患者可常食。

营养功效：金针菇可降低胆固醇含量、缓解疲劳、抑制癌细胞、提高身体免疫力；对于肝病、胃肠道炎症、癌瘤等病症有疗效。

菠菜拌金针菇

• 促进胃肠蠕动

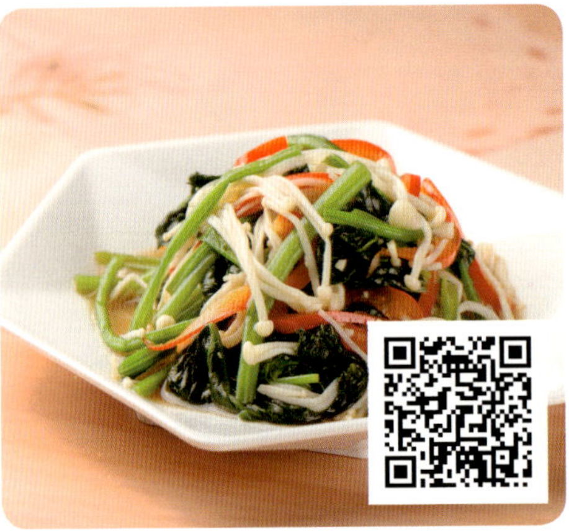

材料 菠菜200克，金针菇180克，彩椒50克，蒜末少许

调料 盐3克，鸡粉少许，陈醋8毫升，芝麻油、食用油各适量

做法 ①锅中注清水烧开，加入油、盐、菠菜，煮至熟软后捞出，倒入金针菇、彩椒丝，煮至熟软后捞出，待用。

②碗中倒入菠菜、金针菇、彩椒丝、蒜末及鸡粉、陈醋、芝麻油，拌至入味即成。

扫扫我，可搜索出金针菇的38种做法

金针菇炒肚丝

• 缓解疲劳、抑制癌细胞

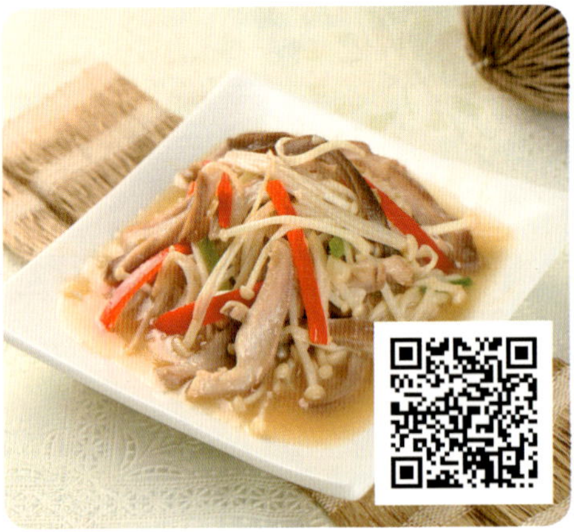

材料 猪肚150克，金针菇100克，红椒20克，香叶、八角、姜片、蒜末、葱段各少许

调料 盐少许，鸡粉2克，料酒6毫升，生抽、水淀粉、食用油各适量

做法 ①锅中注清水烧开，倒入香叶、八角、猪肚、盐、料酒、生抽，煮沸后用小火煮至熟透，捞出，待用；金针菇切去根部，红椒切细丝，猪肚切粗丝。

②用油起锅，放入姜片、蒜末、葱段、金针菇、猪肚、红椒丝，翻炒至熟软，转小火，加入盐、鸡粉、生抽、水淀粉，炒匀。

③将炒好的食材盛出，装入盘中即成。

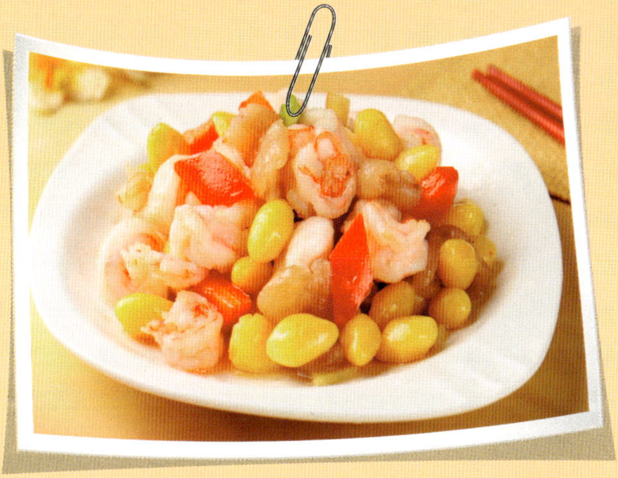

Part 5

精选常见水果干果类食物健康吃法

水果干果类食物分为水果类和干果类，水果有着鲜艳的色泽、浓郁的果香、甜美的味道；干果即常说的硬果、坚果类。水果干果类除了有食用价值外，也有药用价值。合理食用水果干果，可以强身，也可以治病。水果的营养价值与蔬菜相似，是人体维生素和无机盐的重要来源之一，各种水果普遍含有较多的糖类和维生素，而且还含有多种具有生物活性的特殊物质，因而具有较高的营养价值和保健功能。

苹果

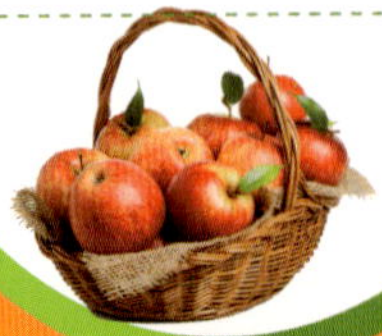

热量：188.4千焦/100克

最佳烹饪法：凉拌、榨汁、生食

性味归经：性凉，味甘、微酸；归脾、肺经。

食用建议：消化不良、气滞不通、慢性腹泻、便秘、高血压、高脂血症和肥胖症、癌症、贫血及维生素C缺乏者可常食。

营养功效：苹果可生津止渴、止泻消食、顺气醒酒。富含纤维素，常吃可促进胃肠蠕动，缩短排便时间，减少直肠癌的发生概率。

苹果红薯泥

• 消食顺气、促进胃肠蠕动

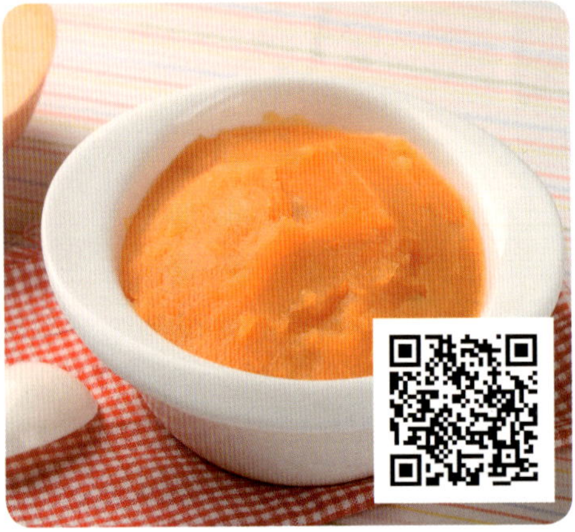

|材料| 苹果90克，红薯140克

|做法| ①红薯切瓣，苹果切小块，待用，把装有红薯的盘子放入烧开的蒸锅中，再放入苹果，用中火蒸15分钟至熟，取出。

②把红薯放入碗中，压成泥状，倒入苹果，压烂，拌匀，取榨汁机，把苹果红薯泥舀入杯中，将苹果红薯泥搅匀。

③将苹果红薯泥装入碗中即可。

扫扫我，可搜索出苹果的39种做法

蜜柚苹果猕猴桃沙拉

• 生津止渴、顺气醒酒

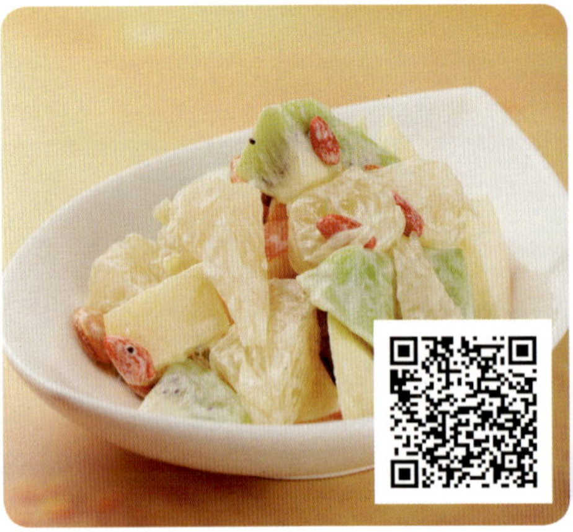

|材料| 柚子肉120克，猕猴桃100克，苹果100克，巴旦木仁35克，枸杞15克

|调料| 沙拉酱10克

|做法| ①猕猴桃切小块，苹果切小块，柚子肉分成小块。

②把处理好的果肉装入碗中，放入沙拉酱，拌匀，加入巴旦木仁、枸杞，搅拌至食材入味。

③将水果沙拉盛出，装入盘中即可。

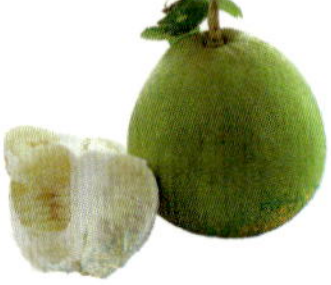

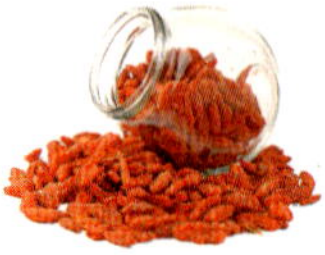

梨

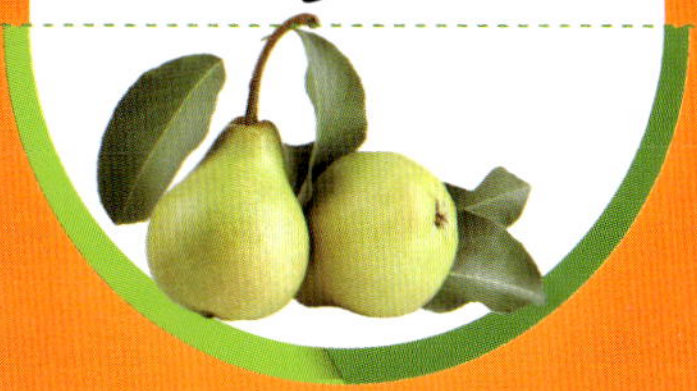

热量：180.0千焦/100克

最佳烹饪法：榨汁、炖、凉拌

性味归经：性寒，味甘、微酸；归肺、胃经。

食用建议：肺热咳嗽、咽喉肿痛、急慢性支气管炎、肺结核、肝硬化、习惯性便秘、小儿百日咳、鼻咽癌、肺癌患者可常食。

营养功效：梨具有止咳化痰、清热降火、润五脏、镇静安神等功效。对高血压、口渴便秘、头昏目眩、失眠多梦患者有食疗作用。

紫甘蓝雪梨玉米沙拉

• 清热解毒、杀虫止痒

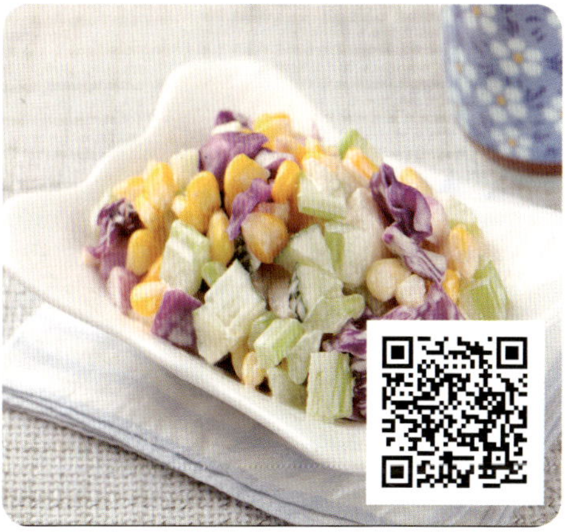

|材料| 紫甘蓝90克，雪梨120克，黄瓜100克，西芹70克，鲜玉米粒85克

|调料| 盐2克，沙拉酱15克

|做法| ①西芹切丁，黄瓜切丁，雪梨切小块，紫甘蓝切小块。

②锅中注清水烧开，放入盐、玉米粒，煮半分钟，至其断生；加入紫甘蓝，再煮半分钟，捞出，备用；将西芹、雪梨、黄瓜倒入碗中，加入紫甘蓝、玉米粒、沙拉酱，拌匀。

③将拌好的沙拉盛出，装入盘中即可。

甘蔗雪梨牛奶

• 润肺止咳、镇静安神

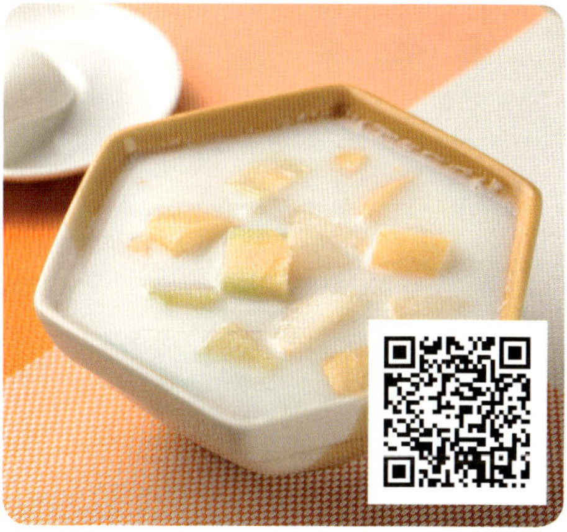

|材料| 雪梨110克，甘蔗100克，牛奶150毫升

|调料| 冰糖40克

|做法| ①甘蔗切小段，雪梨切小块。

②砂锅中注清水烧开，倒入甘蔗、雪梨，大火烧开后用小火炖20分钟，放入冰糖，用小火再炖5分钟，至食材入味，倒入牛奶，煮至沸。

③将煮好的甜汤盛出，装入碗中即可。

扫扫我，可搜索出梨的51种做法

香蕉

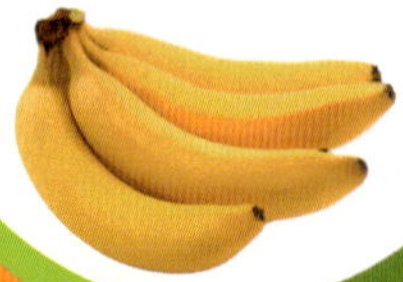

热量：380.9千焦/100克

最佳烹饪法：凉拌

性味归经：性寒，味甘；归脾、胃、大肠经。

食用建议：大便干燥、痔疮、癌症病人，上消化道溃疡、肺结核患者，饮酒过量而酒醉未解者，高血压、冠心病、动脉硬化患者可常食。

营养功效：香蕉中的钾能降低机体对钠盐的吸收，有降血压作用。纤维素可润肠通便；维生素C是天然的免疫强化剂，可抵抗各类感染。

香蕉鸡蛋饼

• 提高机体免疫力

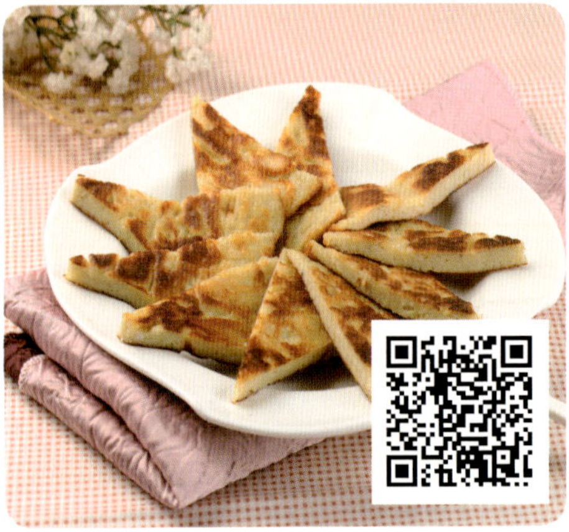

|材料| 香蕉1根，鸡蛋2个，面粉80克

|调料| 白糖适量

|做法| ①将鸡蛋打散，香蕉剁成泥。

②把香蕉泥放入鸡蛋中，加入白糖，调匀，加入面粉，拌匀，制成香蕉蛋糊。

③热锅注油，倒入香蕉蛋糊，慢火煎至成型，翻面，煎至焦黄色。把煎好的香蕉蛋饼盛出，凉凉后用刀切成份等分小块，装入盘中即可。

扫扫我，可搜索出香蕉的30种做法

吉利香蕉虾枣

• 消除疲劳、补充维生素C

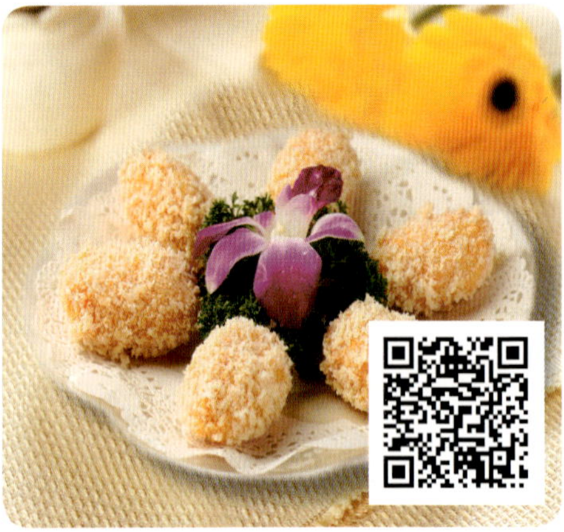

|材料| 虾胶100克，香蕉1根，鸡蛋1个，面包糠200克

|调料| 生粉、食用油各适量

|做法| ①鸡蛋取蛋黄，打散、调匀；香蕉切段，蘸少许生粉，装在盘中，待用。虾胶挤成小虾丸，蘸裹生粉，放在盘中，待用。

②将香蕉果肉塞入小虾丸中。再逐一滚上蛋黄、面包糠，搓成红枣状，制成虾枣生坯，备用。

③热锅注油，烧至五成热。放入虾枣生坯，用小火炸1分30秒，至生坯熟透。捞出炸好的虾枣，装在盘中即成。

EAT

西瓜

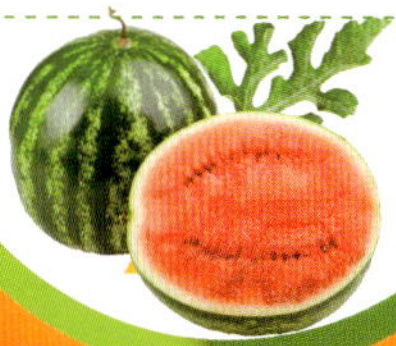

热量：104.6千焦/100克

最佳烹饪法：榨汁、凉拌、生食

性味归经：性寒，味甘；归心、胃、膀胱经。

食用建议：慢性肾炎、高血压、黄疸肝炎、胆囊炎、膀胱炎、水肿、发热烦渴或急性病高热不退、口干多汗、口疮等症患者可常食。

营养功效：西瓜可清热解暑、除烦止渴、降压美容、利水消肿。富含多种维生素，可以促进新陈代谢，有软化及扩张血管的功能。

西瓜猕猴桃汁

• 清热解暑、生津止渴

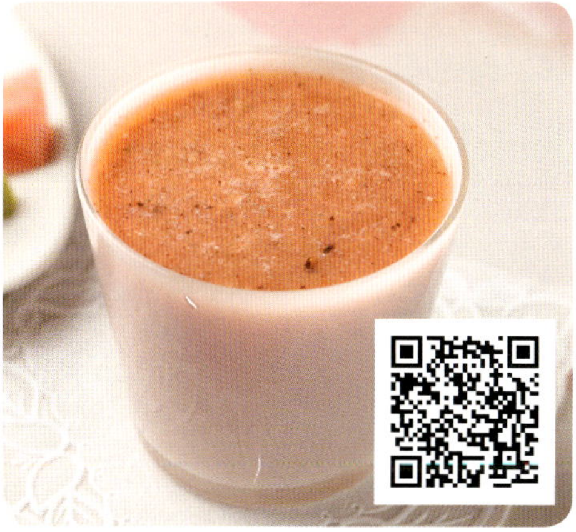

|材料| 西瓜300克，猕猴桃100克

|做法| ①猕猴桃切成小块，西瓜切成小块，备用。

②取榨汁机，倒入猕猴桃块、西瓜块，榨取果汁。

③把榨好的果汁倒入杯中即可。

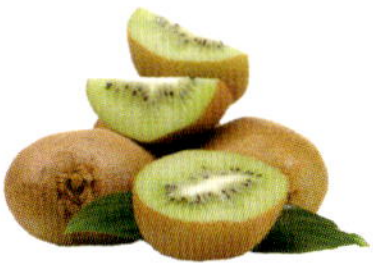

西瓜柠檬爽

• 止咳除烦、降压美容

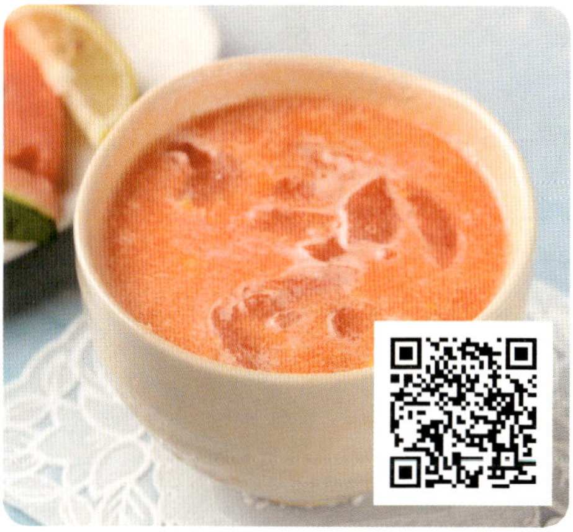

|材料| 西瓜400克，柠檬70克，蜂蜜15毫升

|做法| ①西瓜切小块，柠檬切片。

②取榨汁机，倒入西瓜块、柠檬片，榨取果汁，加入蜂蜜，继续搅拌片刻。

③把果汁倒入碗中，加入冰块即可。

扫扫我，可搜索出西瓜的13种做法

橙子

热量：196.7千焦/100克

最佳烹饪法：榨汁、凉拌

性味归经：性凉，味甘、酸；归肺、脾、胃经。

食用建议：胸膈满闷、恶心欲吐、瘿瘤之人及饮酒过多、宿醉未消之人可常食。

营养功效：橙子可化痰、健脾、助消化、增食欲、降低血脂。经常食用能保持皮肤湿润，有助于维持大脑活力，强化免疫系统，有效防止流感等病毒的侵入。

酸甜莲藕橙子汁

• 健脾消食、美肤润肤

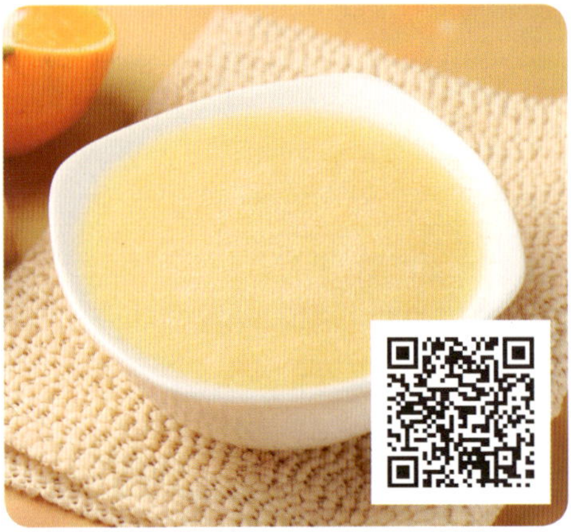

材料 莲藕100克，橙子1个

调料 白糖10克

做法 ①莲藕切成小块，橙子切小块，备用；锅中注清水烧开，倒入莲藕块，煮至其断生，捞出，待用。

②取榨汁机，将食材倒入搅拌杯中，加入纯净水，榨取蔬果汁，加入白糖，机器拌匀。

③将榨好的蔬果汁倒入杯中即可。

扫扫我，可搜索出橙子的31种做法

猕猴桃橙奶

• 养心润肺、清肠通便

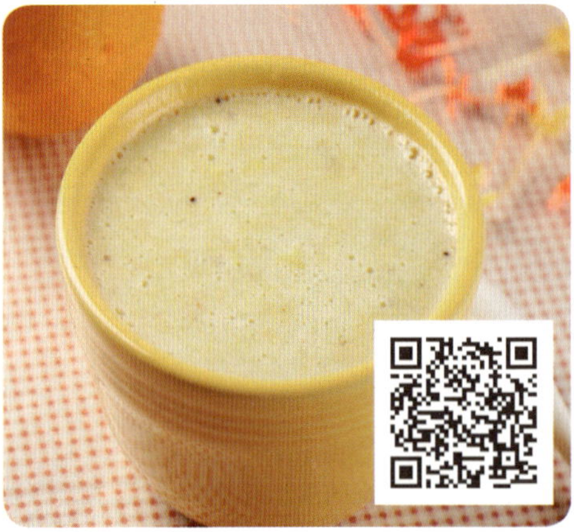

材料 橙子肉80克，猕猴桃50克，牛奶150毫升

做法 ①猕猴桃去皮，切成丁；橙子肉切成小块。

②取榨汁机，选搅拌刀座组合，杯中倒入切好的橙子、猕猴桃，再倒入牛奶，盖上盖子，选择“搅拌”功能，将杯中食材榨成汁。

③把猕猴桃橙奶倒入碗中即可。

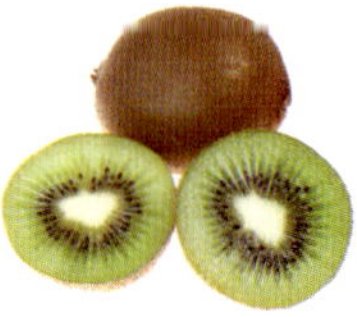

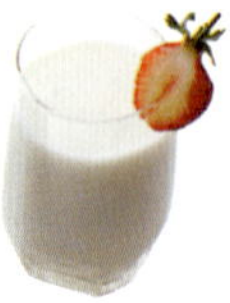

柠檬

热量：146.4千焦/100克

最佳烹饪法：泡茶、调味、榨汁

性味归经：性微温，味甘、酸；归肺、胃经。

食用建议：特别适宜口干烦渴、消化不良、胃呆呃逆、维生素C缺乏者及肾结石、高血压、心肌梗死患者，孕妇胎动不安时食用。

营养功效：柠檬生津止渴、健脾消食，可用于孕妇食少、高血脂等症的调理。柠檬富含维生素C,对于预防癌症和感冒都有帮助。

黄瓜柠檬汁

• 生津止渴、补充维生素C

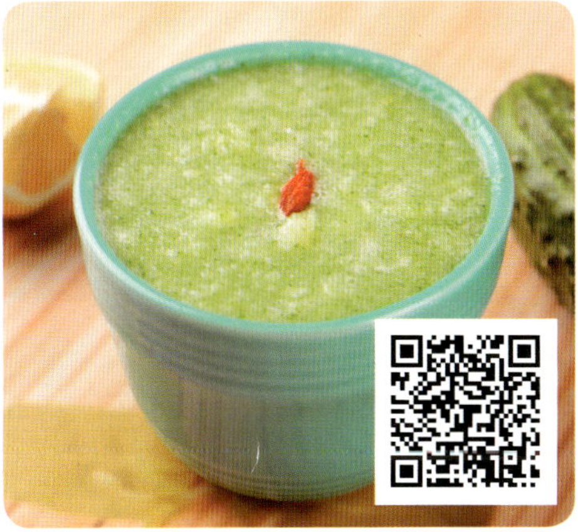

|材料| 黄瓜120克，柠檬70克

|调料| 蜂蜜10毫升

|做法| ①黄瓜切丁，柠檬切片，备用。

②取榨汁机，将黄瓜、柠檬倒入搅拌杯中，加入矿泉水，榨取蔬果汁，加入蜂蜜，拌匀。

③将榨好的蔬果汁倒入杯中即可。

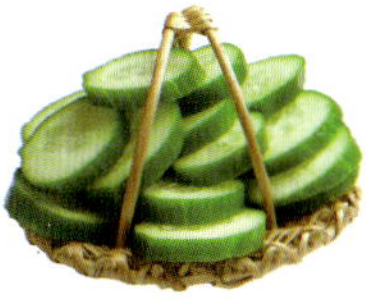

蜂蜜柠檬菊花茶

• 清肝明目、健脾消食

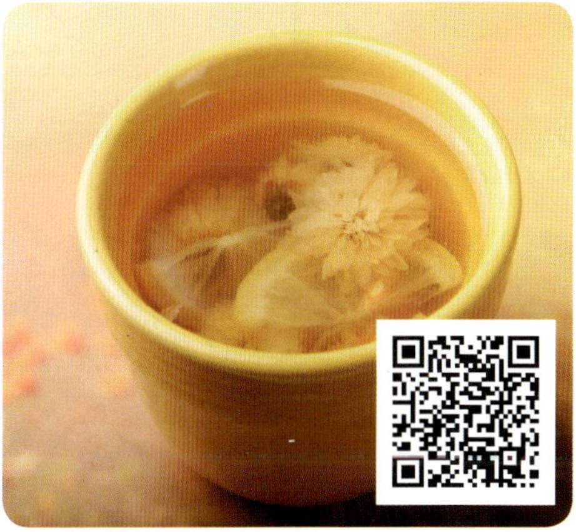

|材料| 柠檬70克，菊花8克

|调料| 蜂蜜12毫升

|做法| ①柠檬切片，备用。

②锅中注清水烧开，倒入菊花、柠檬片，煮沸后用小火煮至食材析出营养物质，搅拌片刻。

③盛出茶水，装入碗中，趁热淋入蜂蜜即可饮用。

扫扫我，可搜索出柠檬的28种做法

猕猴桃

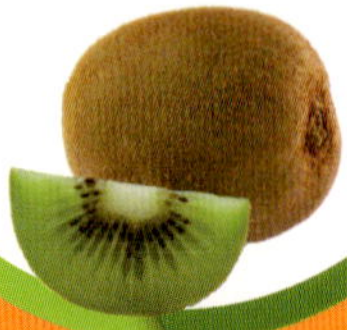

热量：234.4千焦/100克

最佳烹饪法：榨汁、凉拌、酿酒

性味归经：性寒，味甘、酸；归胃、膀胱经。

食用建议：胃癌、食管癌、肺癌、乳腺癌、高血压病、冠心病、关节炎、尿道结石患者，食欲不振、消化不良者可常食。

营养功效：猕猴桃可生津解热，有养颜、提高免疫力、抗癌、抗肿消炎的功能。猕猴桃含有的血清促进素有稳定情绪的作用。

猕猴桃泥

• 生津止渴、稳定情绪

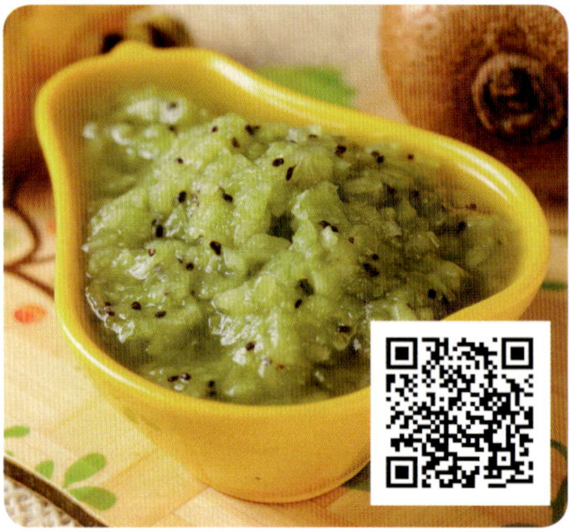

|材料| 猕猴桃90克

|做法| ①洗净去皮的猕猴桃去除头尾，切开，去除硬心，再切成薄片，剁成泥。

②取一个干净的小碗，盛入做好的猕猴桃泥即可食用。

猕猴桃银耳羹

• 调中下气、抗炎消肿

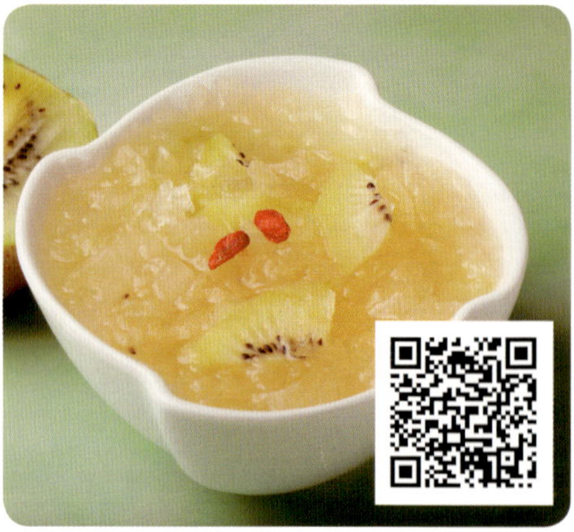

|材料| 猕猴桃70克，水发银耳100克

|调料| 冰糖20克，食粉适量

|做法| ①银耳切小块。猕猴桃切片，锅中注清水烧开，加入食粉、银耳，煮至沸腾，捞出，备用。

②砂锅中注清水烧开，放入银耳，用小火煮10分钟，放入猕猴桃、冰糖，煮至冰糖溶化，拌匀。

③将煮好的甜汤盛出，装入碗中即可。

扫扫我，可搜索出猕猴桃的27种做法

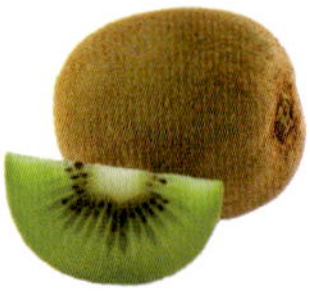

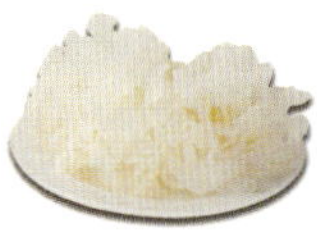

山楂

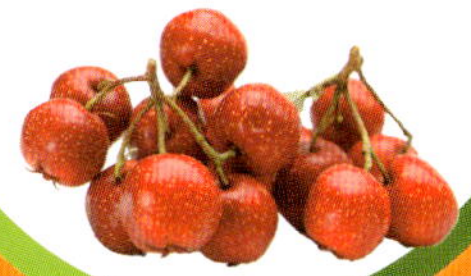

热量：397.5千焦/100克

最佳烹饪法：炖、凉拌、晒干泡茶

性味归经：性温，味酸、甘；归肝、胃经。

食用建议：食积、高血压、冠心病、心绞痛、高脂血症患者，女性月经过期不来或产后瘀血腹痛、恶露不尽者，肥胖症者可常食。

营养功效：山楂消食化积、理气散瘀、收敛止泻、杀菌，还有活血化瘀的功效，有助于消除局部瘀血，对跌打损伤也有辅助作用。

山楂藕片汤

● 消食化积、活血祛瘀

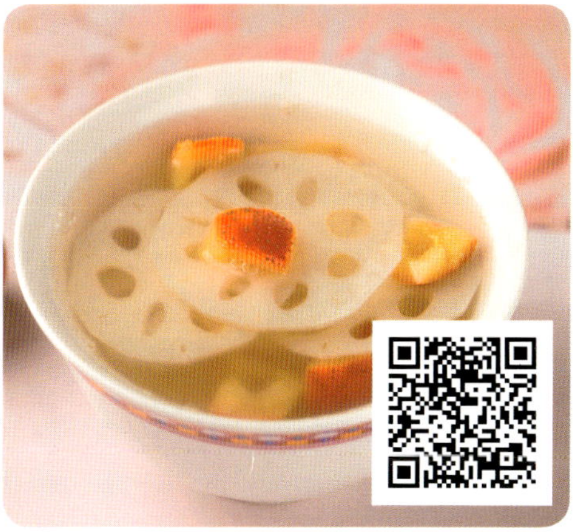

|材料| 莲藕150克，山楂95克

|调料| 冰糖30克

|做法| ①莲藕切片，山楂果肉切小块，备用。

②砂锅中注清水烧开，放入藕片、山楂，煮沸后用小火炖煮至食材熟透，倒入冰糖，用大火略煮片刻，至冰糖溶入汤汁中。

③盛出煮好的汤品，装入汤碗中即成。

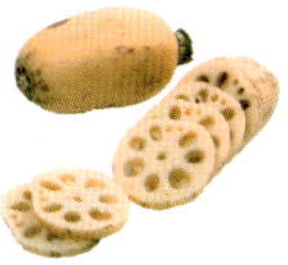

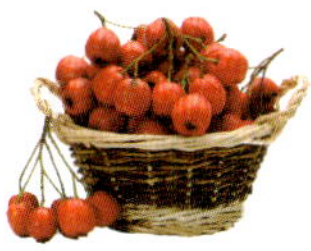

山楂薏米水

● 理气散瘀、收敛止泻

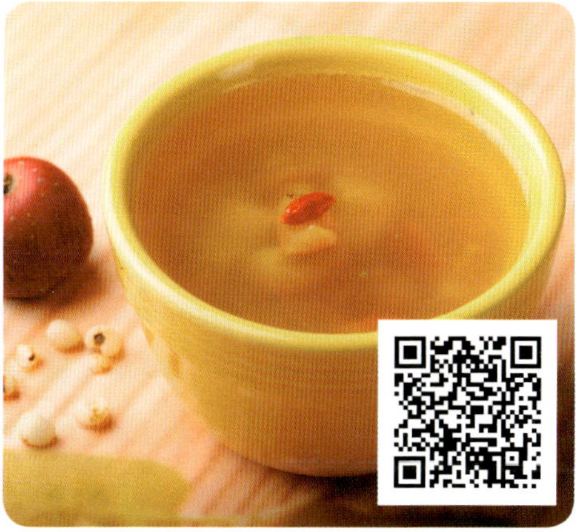

|材料| 新鲜山楂50克，水发薏米60克

|调料| 蜂蜜10毫升

|做法| ①山楂切小块，备用。

②砂锅中注清水烧开，倒入薏米、山楂，用小火煮20分钟，搅拌片刻。

③将薏米水滤入碗中，倒入蜂蜜即可。

扫扫我，可搜索出山楂的23种做法

红枣

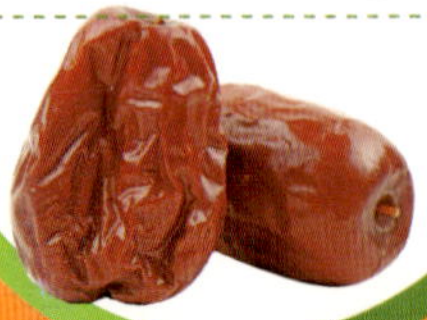

热量：1105.1千焦/100克

最佳烹饪法：泡茶、炖、煮、蜜制

性味归经：性温、味甘；归心、脾、肝经。

食用建议：中老年人、青少年、女性可常食。

营养功效：红枣益气补血、健脾和胃、祛风，对于治疗过敏性紫癜、贫血等有辅助作用。红枣中含有抗疲劳作用的物质，还具有减轻毒性物质对肝脏损害的功能；红枣中的黄酮类化合物，有镇静、降血压作用。

红枣桂圆麦粥

• 补益气血、镇静降压

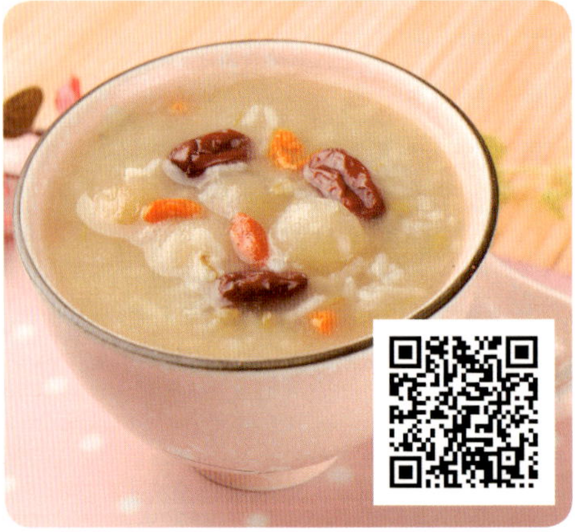

|材料| 红枣30克，桂圆肉25克，燕麦40克，枸杞8克，水发荞麦60克，水发糙米70克，水发大米150克

|做法| ①砂锅中注清水烧开，倒入洗好的大米、糙米、荞麦，搅拌均匀。放入备好的红枣、桂圆肉、燕麦、枸杞，搅拌匀。盖上盖，用小火煮约40分钟。

②揭盖，搅拌匀，略煮片刻。

③盛出煮好的粥，装入碗中即可。

扫扫我，可搜索出红枣的214种做法

益母草红枣瘦肉汤

• 活血止痛、降血压

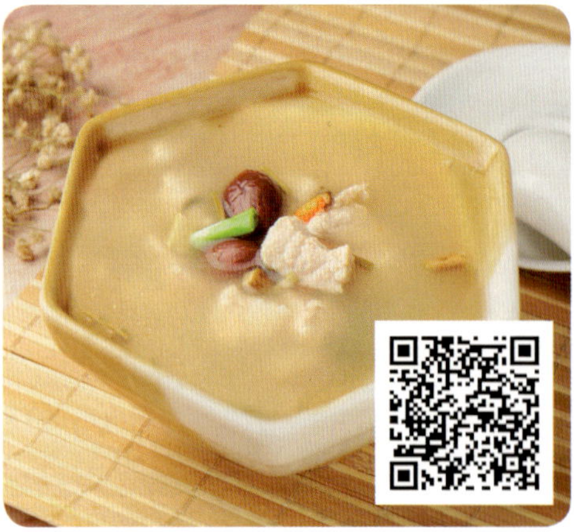

|材料| 益母草20克，红枣20克，枸杞10克，猪瘦肉180克

|调料| 料酒8毫升，盐2克，鸡粉2克

|做法| ①红枣去核；猪瘦肉切成小块；益母草洗净。

②砂锅中注清水烧开，放入益母草、枸杞，倒入红枣、瘦肉块，淋入料酒，搅拌匀。盖上盖，烧开后用小火煮30分钟，至食材熟透。揭开盖，放入盐、鸡粉，拌匀调味。

③将煮好的汤品盛出，装入汤碗中即可。

莲子

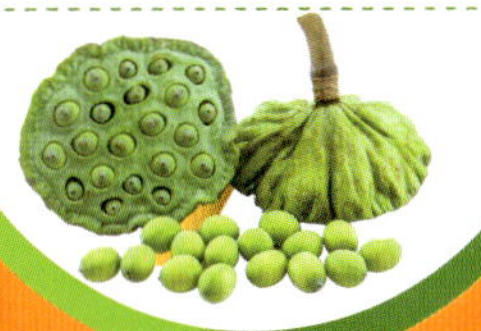

热量：1439.9千焦/100克

最佳烹饪法：炖、煮

性味归经：性温，味甘、涩；归心、脾经。

食用建议：慢性腹泻、癌症、失眠、多梦、遗精、心慌患者可常食。

营养功效：莲子有补脾止泻、益肾涩精、养心安神的功用；可促进凝血，能帮助机体进行蛋白质、脂肪、糖类代谢，并维持酸碱平衡。

莲子花生豆浆

● 健脾开胃、降压降糖

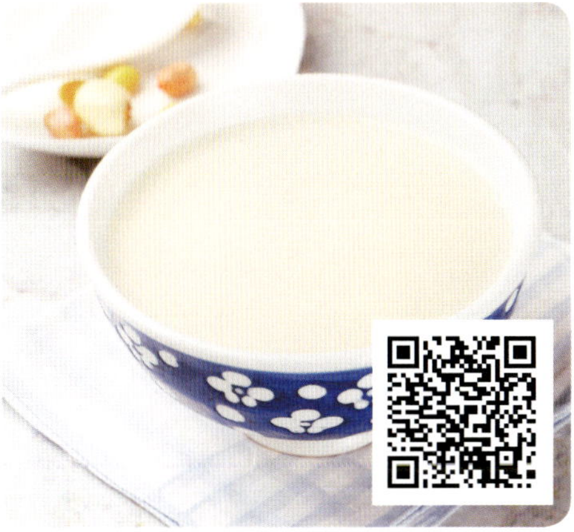

材料 水发莲子80克，水发花生75克，水发黄豆120克

调料 白糖20克

做法 ①取榨汁机，选择搅拌刀座组合，倒入泡发洗净的黄豆，加矿泉水。盖上盖，通电后选择“榨汁”功能，榨取黄豆汁，盛出，待用。

②把洗好的花生、莲子装入搅拌杯中，加入适量矿泉水，再次选择“榨汁”功能，榨成汁，倒入碗中，待用。

③将榨好的汁倒入砂锅中。盖上盖，煮至沸。揭开盖子，放入白糖。搅至白糖溶化，盛出即可。

扁豆莲子鸡汤

● 添精补髓、活血调经

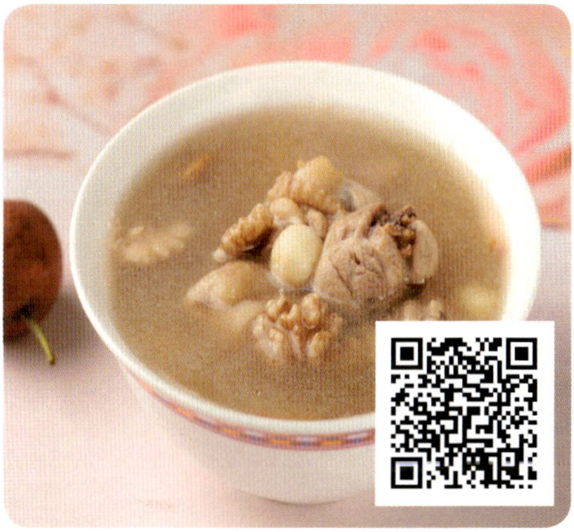

材料 水发扁豆100克，水发莲子90克，核桃仁70克，干山楂25克，鸡腿肉200克

调料 盐2克，鸡粉2克

做法 ①锅中注水烧开，倒鸡腿肉，搅散，煮沸，汆水，捞出沥干，备用。

②水烧开，放入鸡腿肉、扁豆莲子、山楂、核桃仁。烧开后用小火炖至食材熟透。放入鸡粉、盐拌至入味即可。

扫扫我，可搜索出莲子的53种做法

花生

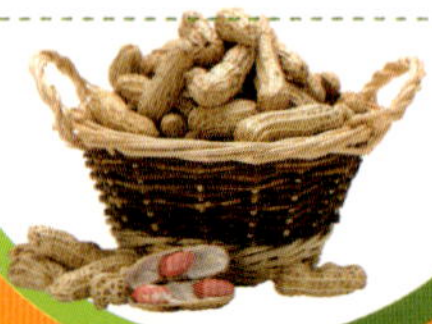

热量：2355.6千焦/100克

最佳烹饪法：炖、煮、榨、生食

性味归经：性平，味甘；归脾、肺经。

食用建议：营养不良、脾胃失调、燥咳、反胃、脚气病、咳嗽痰喘、乳汁缺乏、高血压、咳血、鼻出血、牙龈出血患者可常食。

营养功效：花生具有促进人体新陈代谢、抗衰老的功效。可止血，其外皮含有可对抗纤维蛋白溶解的成分，可改善血小板的质量。

花生红米粥

• 益智健脑、抗衰老

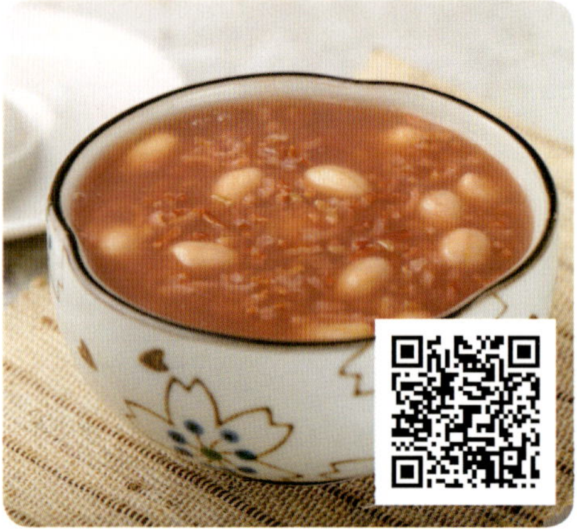

材料 水发花生米100克，水发红米200克，葱花少许

调料 冰糖20克

做法 ①砂锅注水烧开，放入红米、花生米，煮沸后用小火煮至米粒熟透。

②放入冰糖，转中火续煮至冰糖溶化。

③将煮好的粥盛出，装入碗中即可。

扫扫我，可搜索出花生的62种做法

黑豆花生牛奶

• 改善血小板质量

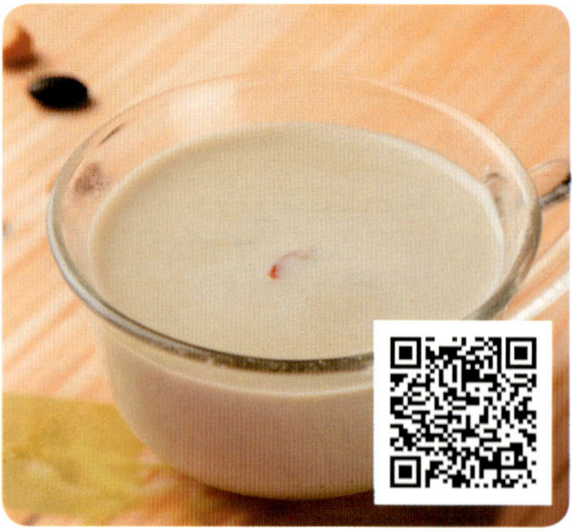

材料 水发黑豆、水发花生米各100克，牛奶150毫升

调料 白糖6克

做法 ①取榨汁机，倒入黑豆、花生米、矿泉水，搅拌至材料成细粉状，即成生豆浆。

②砂锅上火烧热，倒入牛奶、生豆浆，用大火煮约1分钟，待汁水沸腾，加入白糖。

③续煮至糖分溶化，撇去浮沫。

④将煮好的黑豆花生牛奶盛出，装入碗中即成。

核桃

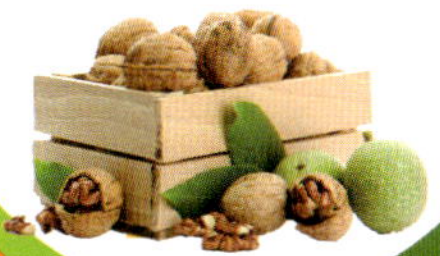

热量：2624.5千焦/100克

最佳烹饪法：炖、煮、榨、生食

性味归经： 性温，味甘；归肺、肾经。

食用建议： 肺虚久咳、气喘、便秘、健忘怠倦、食欲不振、腰膝酸软、气管炎、神经衰弱、心脑血管疾病患者可常食。

营养功效： 核桃仁滋补肝肾、强健筋骨。能润肌肤、乌须发，润肺强肾、降低血脂，长期食用还对癌症具有一定的预防效果。

核桃枸杞肉丁

• 滋补肝肾、益智力

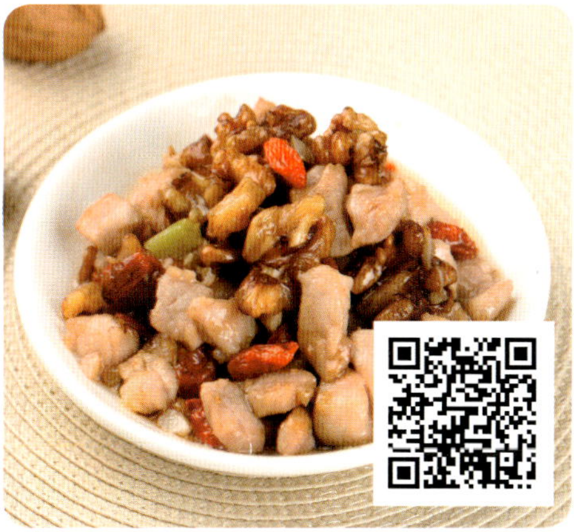

材料 核桃仁40克，瘦肉120克，枸杞5克，姜片、蒜末、葱段各少许

调料 盐、鸡粉各少许，食粉2克，料酒4毫升，水淀粉、食用油各适量

做法 ①瘦肉切成丁，肉丁装入碗中，放入盐、鸡粉、水淀粉、食用油，腌渍入味，锅中注水烧开，加入食粉、核桃仁，焯煮片刻，捞出，热锅注油，烧至三成热，倒入核桃仁稍炸片刻，捞出。

②锅留底油，放入姜片、蒜末、葱段、瘦肉丁、料酒、枸杞、盐、鸡粉、核桃仁，炒匀。

③将炒好的食材盛出，装入盘中即可。

核桃银杏粥

• 润肌肤、益智力

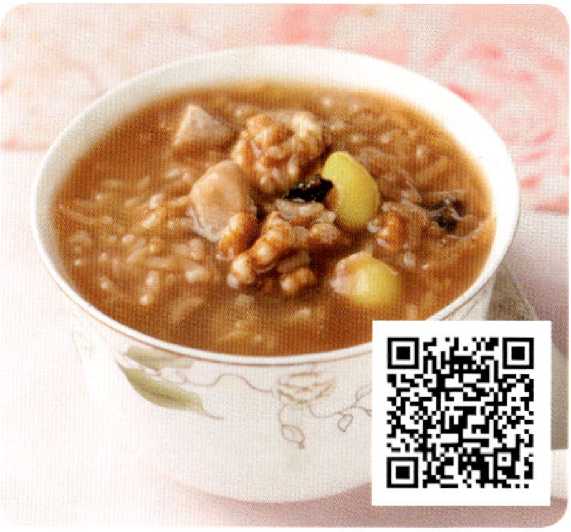

材料 核桃仁20克，银杏10克，人参5克，茯苓8克，水发大米100克

调料 盐少许

做法 ①砂锅中注水烧开，加入银杏、人参、茯苓、核桃仁、大米，搅拌均匀。盖上盖，用小火煮30分钟至大米熟透。

②揭开盖，加少许盐，搅拌至其入味。

③将煮好的粥盛出，装入碗中即可。

扫扫我，可搜索出核桃的34种做法

杏仁

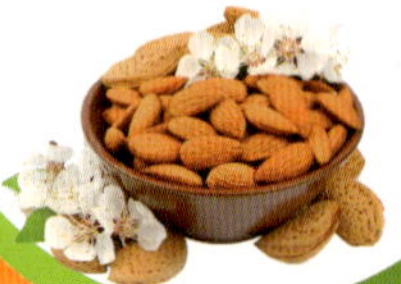

热量：2351.4千焦/100克

最佳烹饪法：炖、生食

性味归经：性平，味甘、辛；归肝、大肠经。

食用建议：有呼吸系统问题的人、癌症患者以及术后放化疗的人可常食。

营养功效：杏仁有宣肺止咳、降气平喘、润肠通便、杀虫解毒、降低胆固醇的功效，主治喘促胸满、喉痹咽痛、肠燥便秘、虫毒疮疡等症。能促进皮肤新陈代谢，使皮肤红润光泽。

杏仁百合白萝卜汤

• 宣肺止咳、平喘

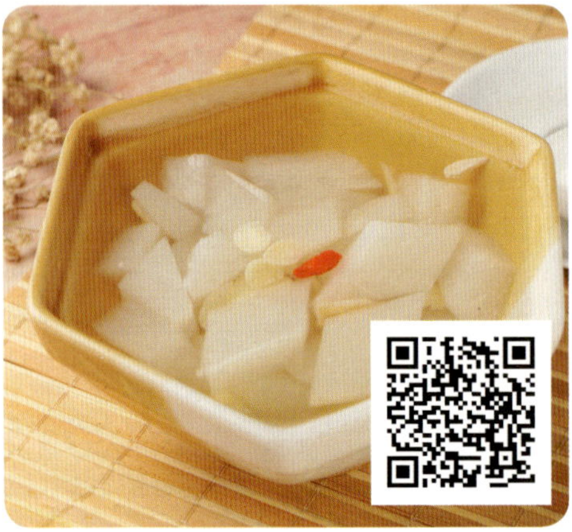

|材料| 杏仁15克，干百合20克，白萝卜200克

|调料| 盐3克，鸡粉2克

|做法| ①白萝卜切丁。

②砂锅中注水烧开，放入百合、杏仁、白萝卜丁，用小火煮至其熟软，放入盐、鸡粉。

③将煮好的汤盛出，装入碗中即可。

扫扫我，可搜索出杏仁的26种做法

杏仁无花果瘦肉汤

• 补脾益肺、延缓衰老

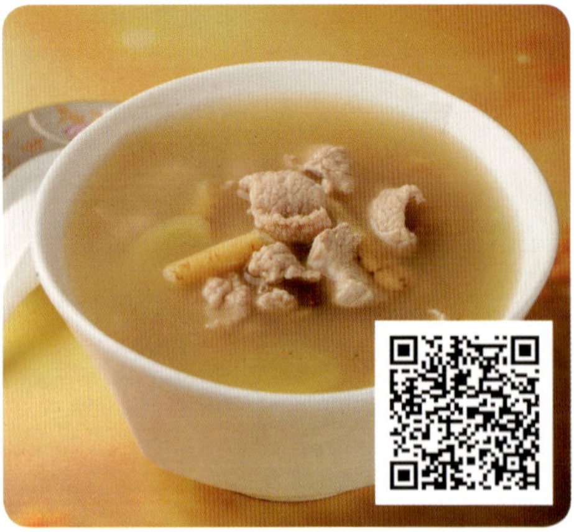

|材料| 猪瘦肉150克，杏仁20克，无花果20克，黄芪10克，党参10克，人参10克，姜片少许

|调料| 料酒8毫升，盐2克，鸡粉2克

|做法| ①猪瘦肉切片。

②砂锅中注水烧开，倒入姜片、杏仁、无花果、黄芪、党参、人参，拌匀。倒入瘦肉片，搅散。淋入适量料酒提味。盖上盖，用小火煮40分钟至食材熟透。揭开盖，放入盐、鸡粉，拌匀调味。

③把煮好的汤料盛出，装入碗中即可。

白果

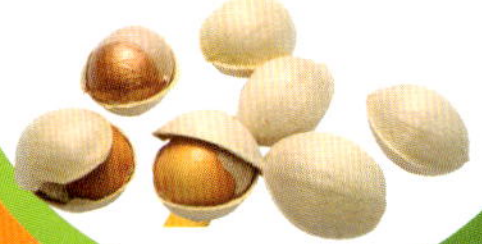

热量：1485.3千焦/100克

最佳烹饪法：炖、煮

性味归经：性平，味甘、苦、涩，有小毒；归肺经。

食用建议：尿频者、体虚白带的女性可常食。

营养功效：白果有润肺、定喘、涩精、止带、镇咳、解毒的功效，主治喘咳痰多、赤白带下、小便白浊、小便频数、遗尿等症。经常食用白果可以扩张微血管，促进血液循环，使人肌肤红润、精神焕发。

白果桂圆炒虾仁

• 涩精止带、解毒

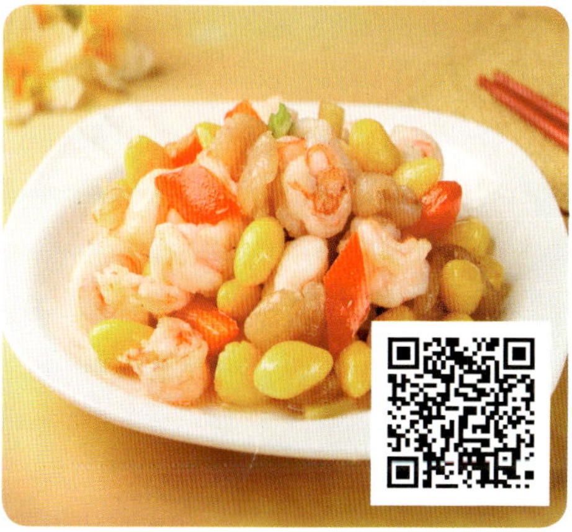

|材料| 白果150克，桂圆肉40克，彩椒60克，虾仁200克，姜片、葱段各少许

|调料| 盐、鸡粉各4克，胡椒粉1克，料酒8毫升，水淀粉10毫升，食用油适量

|做法| ①彩椒切丁；虾仁加盐、鸡粉、胡椒粉、水淀粉、食用油，腌渍10分钟。白果、桂圆肉、彩椒、虾仁分别汆水，备用。

②热锅烧至四五成热，放入虾仁，滑油片刻，捞出。

③锅底留油，爆香姜片、葱段，放入白果、桂圆、彩椒、虾仁，淋入料酒，炒匀。加鸡粉、盐、水淀粉，炒匀即可。

白果鸡丁

• 滋阴养颜、抗衰老

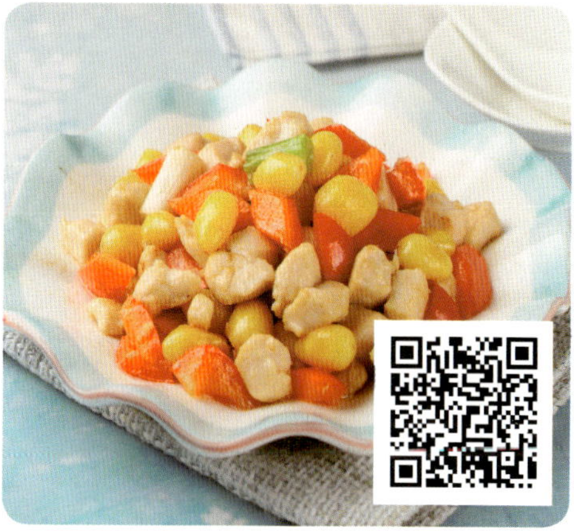

|材料| 鸡胸肉300克，彩椒60克，白果120克，姜片、葱段各少许

|调料| 盐适量，鸡粉2克，水淀粉8毫升，生抽、料酒、食用油少许

|做法| ①彩椒切小块；鸡胸肉切丁，放盐、鸡粉、水淀粉、食用油腌渍；将白果、彩椒分别焯水备用。

②鸡肉丁入油锅炸至变色，捞出；锅底留油，爆香姜片、葱段，倒入食材稍炒，放调料调味即可。

扫扫我，可搜索出白果的15种做法

板栗

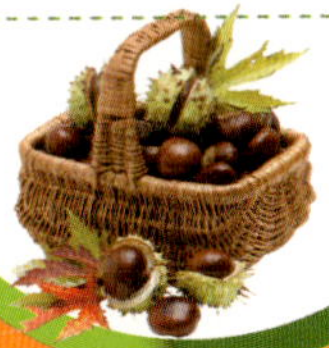

热量：774.0千焦/100克

最佳烹饪法：炒、煮、炖

性味归经：性温，味甘、平；归脾、胃经。

食用建议：气管炎咳喘、肾虚、尿频、腰酸、腿脚无力者可常食。

营养功效：板栗可养胃健脾、补肾填精，可防治高血压病、动脉硬化、骨质疏松等症，是抗衰老、延年益寿的佳品。常吃可以有效治疗日久难愈的小儿口舌生疮和成人口腔溃疡。

板栗豆浆

• 补肾填精、补充钙质

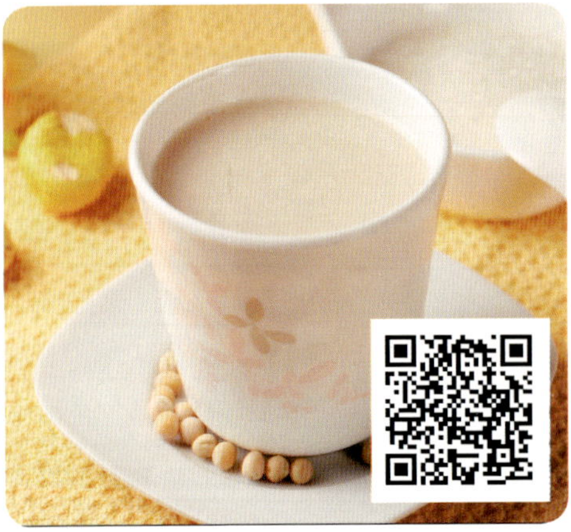

|材料| 板栗肉100克，水发黄豆80克

|调料| 白糖适量

|做法| ①板栗肉切小块，备用。

②黄豆浸泡8小时，与板栗一起倒入豆浆机，加水至水位线，盖上豆浆机机头，选择“五谷”程序，打浆15分钟。

③将豆浆机断电，取下机头，把煮好的板栗豆浆倒入滤网，滤去豆渣。

④将豆浆倒入碗中，加白糖搅拌即可。

扫扫我，可搜索出板栗的31种做法

莴笋烧板栗

• 养胃健脾、治疗口腔溃疡

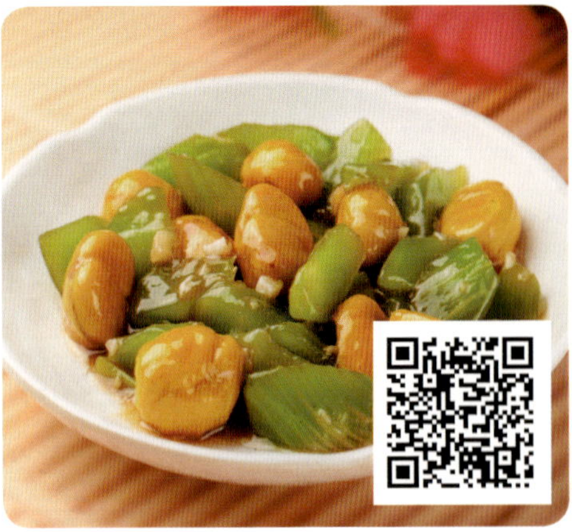

|材料| 莴笋200克，板栗肉100克，蒜末、葱段各少许

|调料| 盐3克，鸡粉2克，蚝油7克，水淀粉、芝麻油、食用油各适量

|做法| ①莴笋切滚刀块，锅中注水烧开，加入盐、食用油、板栗肉，略煮片刻，放入莴笋块，煮至食材断生后捞出，待用。

②用油起锅，放入蒜末、葱段、板栗、莴笋、蚝油、清水、盐、鸡粉，用小火焖煮至熟透，用大火收汁，倒入水淀粉、芝麻油，翻炒入味。

③将炒好的食材盛出，装入盘中即成。

腰果

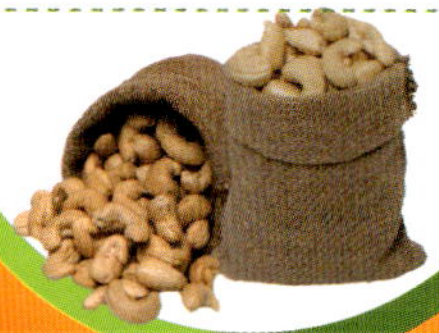

热量：2310.6千焦/100克

最佳烹饪法：炒、煮、拌

性味归经：性平，味甘；归脾、胃、肾经。

食用建议：便秘、风湿性关节炎、高血压、尿结石患者可常食。

营养功效：腰果对食欲不振、心力衰竭、下肢水肿及多种炎症有显著功效，尤其有酒糟鼻的人更应多食。能增强人体抗病能力、防治癌肿、润肠通便、润肤美容、延缓衰老。

芦笋腰果炒墨鱼

• 开胃健脾、增进食欲

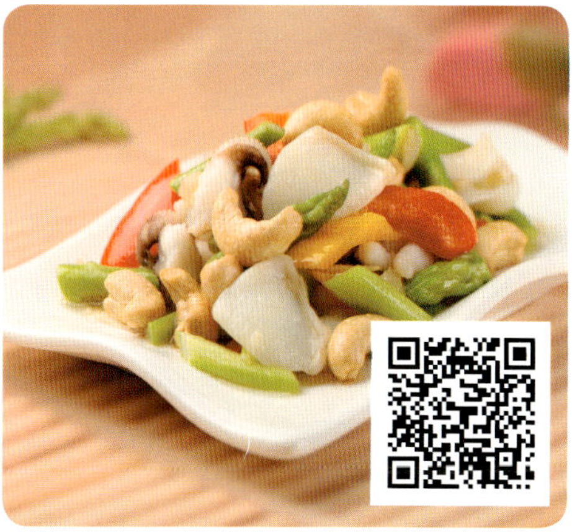

|材料| 芦笋80克，腰果30克，墨鱼100克，彩椒50克，姜片、蒜末、葱段各少许

|调料| 盐4克，鸡粉3克，料酒8毫升，水淀粉6毫升，食用油 适量

|做法| ①墨鱼切片，加入盐、鸡粉、料酒、水淀粉，腌渍10分钟。

②水烧开，加盐、腰果，煮1分钟，捞出，倒入食用油、彩椒、芦笋，煮半分钟，捞出，墨鱼片倒入锅中，汆烫，备用。油烧至四成热，加腰果炸出香味，备用。

③锅底留油，放入姜片、蒜末、葱段、墨鱼片、料酒、彩椒、芦笋、鸡粉、盐、水淀粉，炒匀，盛出，撒上腰果即可。

腰果葱油白菜心

• 防癌抗癌、延缓衰老

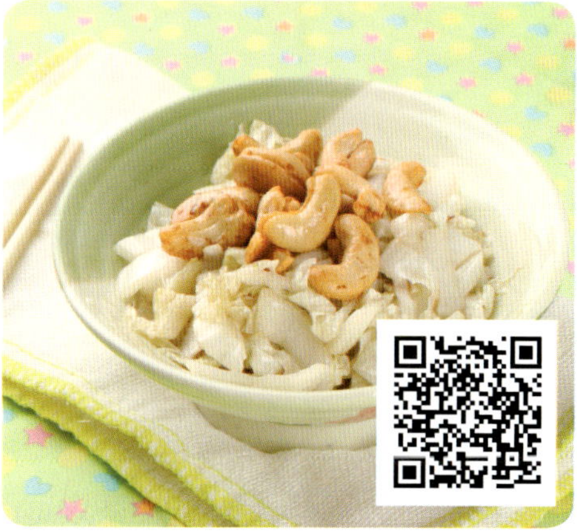

|材料| 腰果50克，大白菜350克，葱条20克

|调料| 盐2克，鸡粉2克，水淀粉、食用油各适量

|做法| ①大白菜切块；油烧热，入腰果炸香，捞出，装入盘中，备用。

②锅底留油，放入葱条爆香，捞出，放入大白菜、盐、鸡粉、水淀粉，炒匀。

③盛出炒好的菜，放上腰果即成。

扫扫我，可搜索出腰果的21种做法

松子

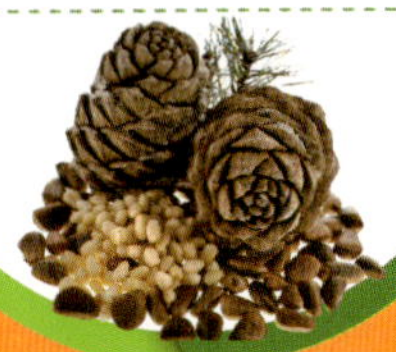

热量：2921.7千焦/100克

最佳烹饪法：炒、煮

性味归经： 性平，味甘；归肝、肺、大肠经。

食用建议： 心脑血管疾病患者可常食。

营养功效： 松子补益气血，润燥滑肠；用于病后体虚，肌肤失润，肺燥咳嗽，口渴便秘，头昏目眩，自汗，心悸等症。对神经系统有补益作用，可预防老年痴呆症、提高机体免疫力、延缓衰老、增强性功能等。

松子仁粥

• 抗衰老、增强性功能

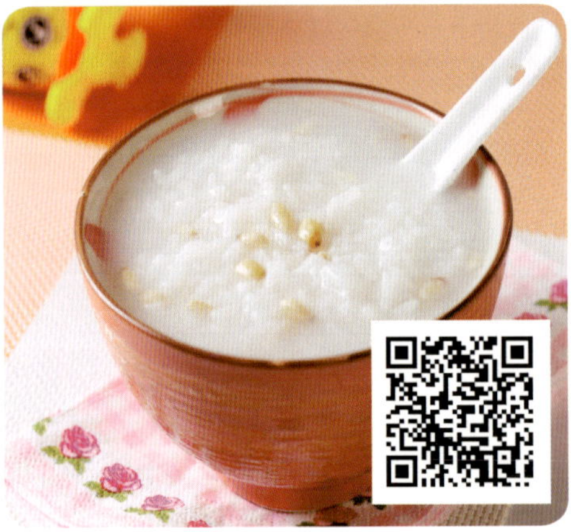

材料 发水大米110克，松子35克

调料 白糖4克

做法 ①砂锅中注水烧开，倒入洗净的大米，搅拌匀。加入备好的松子，拌匀。盖上锅盖，烧开后用小火煮30分钟至食材熟透。

②揭开锅盖，加入适量白糖，搅拌均匀，煮至白糖溶化。

③盛出煮好的粥，装入碗中即可。

扫扫我，可搜索出松子的20种做法

松子豌豆炒干丁

• 润燥滑肠、益智

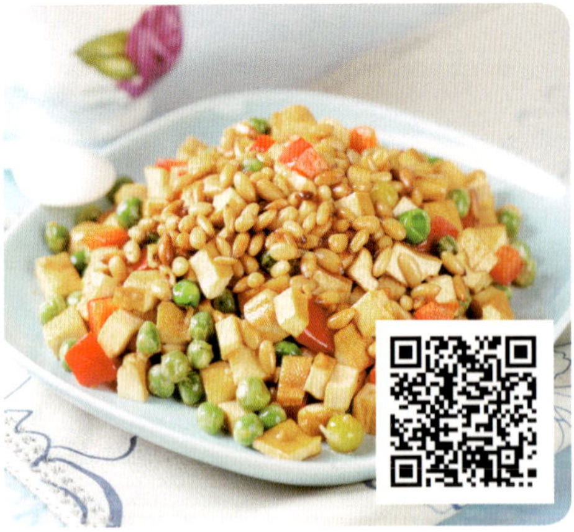

材料 香干300克，彩椒20克，松仁50克，豌豆120克，蒜末少许

调料 盐3克，鸡粉2克，料酒4毫升，生抽3毫升，水淀粉、食用油各少许

做法 ①香干切丁；彩椒切小块。

②锅中注水烧开，加盐、食用油，将豌豆、香干、彩椒分别汆水，捞出备用。

③热锅注油，烧至四成热，倒入松仁，炸约1分钟，至呈金黄色，捞出沥干。

④锅底留油，爆香蒜末。倒入焯过水的材料，炒匀。加盐、鸡粉，淋入料酒，炒约1分钟。加生抽，炒匀。倒入水淀粉勾芡。盛出装盘，点缀上松仁即可。

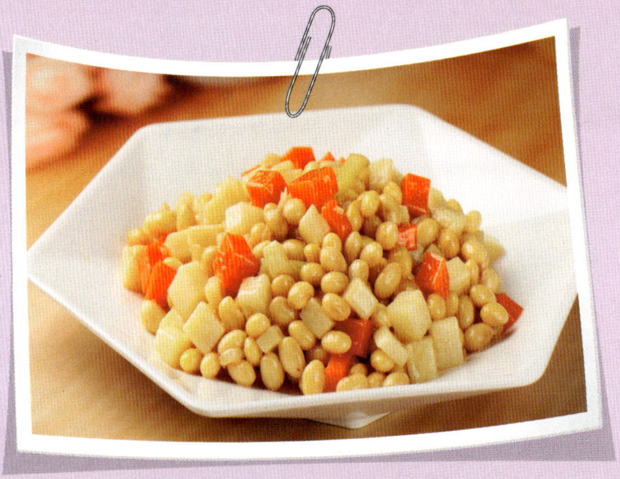

Part 6

精选常见五谷杂粮类食物健康吃法

五谷杂粮类食物包括谷物类和豆类，人类所需的蛋白质有50%~70%由谷物、豆类及其制品提供，谷物含有少量的必需脂肪酸、卵磷脂、植物固醇、维生素E和一些B族维生素及类胡萝卜素。谷物还能为人体提供大量的有机盐，以维持机体的正常生理功能。豆类包括黄豆、黑豆、绿豆、红豆等。豆类含有丰富的蛋白质，其中大豆蛋白是最好的植物性优质蛋白。

大米

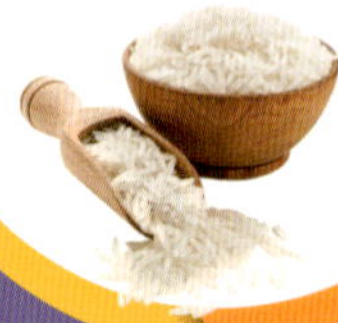

热量：1448.3千焦/100克

最佳烹饪法：煮、蒸、焖

性味归经：性平，味甘；归脾、胃、肺经。

食用建议：体虚者、高热者、久病初愈者、妇女产后、老年人、婴幼儿消化力减弱者可常食。

营养功效：大米有补中益气、健脾养胃、通血脉、聪耳明目、除烦止渴的功效。大米中富含的维生素E有消融胆固醇的神奇功效。其优质蛋白，可使血管保持柔软，能降血压。

白果腐竹大米粥

• 开胃消食、抑菌消炎

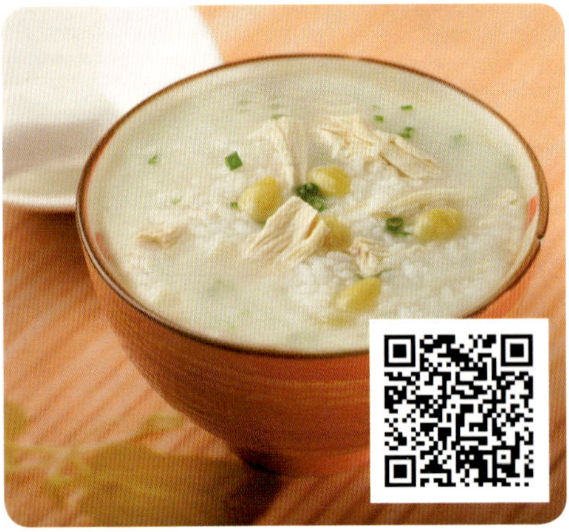

|材料| 白果12克，腐竹40克，水发大米180克，葱花少许

|调料| 盐3克，鸡粉2克，食用油适量

|做法| ①锅中注清水烧开，倒入泡发好的大米，搅匀，下入白果、腐竹，搅拌均匀，小火煮约30分钟至大米熟软，稍微搅拌，加入盐、鸡粉，搅拌调味。

②把煮好的粥盛入碗中，撒上备好的葱花即可。

扫扫我，可搜索出大米的349种做法

香菇大米粥

• 降压、降胆固醇

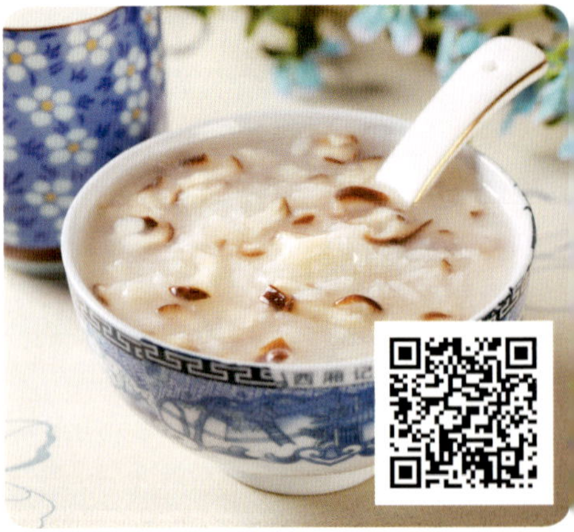

|材料| 水发大米120克，鲜香菇30克

|调料| 盐、食用油各适量

|做法| ①香菇切粒。

②砂锅中注清水烧开，倒入洗净的大米，搅匀。盖上锅盖，烧开后用小火煮约30分钟至大米熟软。倒入香菇粒，搅拌均匀，煮至断生。加入少许盐、食用油，搅拌片刻至食材入味。

③关火后盛出煮好的粥，装入碗中，待稍微放凉即可食用。

小米

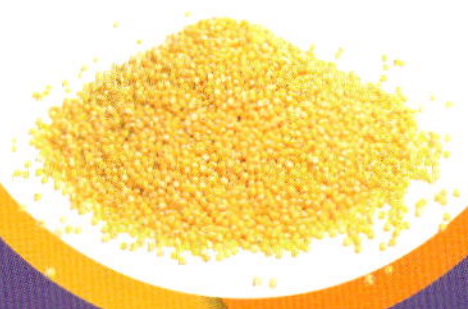

热量：1498.5千焦/100克

最佳烹饪法：煮、煲

性味归经：性凉，味甘、咸，归脾、肾经。

食用建议：脾胃虚弱、呕吐、泄泻、精血受损、食欲低下、失眠、体虚、低热或消耗性疾病的患者可常食。

营养功效：小米健脾、和胃、安眠。富含人体必需的氨基酸，是滋补佳品。其所含的大量碳水化合物，对缓解精神压力、紧张有很大的作用。

小米黄豆粥

• 有效缓解精神压力

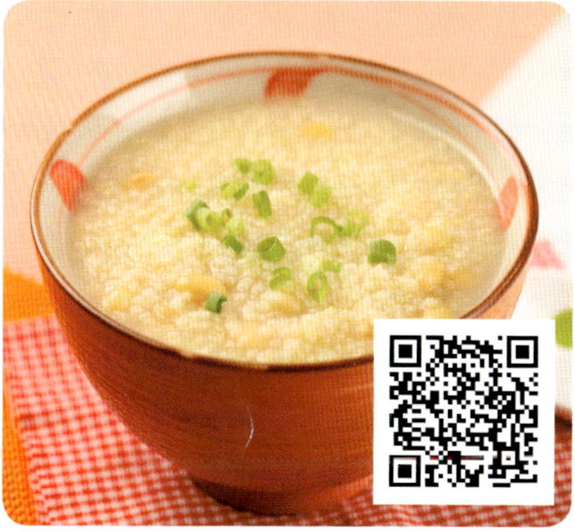

|材料| 小米50克，水发黄豆80克，葱花少许

|调料| 盐2克

|做法| ①砂锅中注清水烧开，倒入黄豆、小米，拌匀，转大火烧开，调小火煮30分钟至小米熟软，加入盐，拌匀至入味。

②将煮好的小米黄豆粥盛出，装入碗中，放上葱花即可。

小米豌豆杂粮饭

• 健脾益气、和胃安神

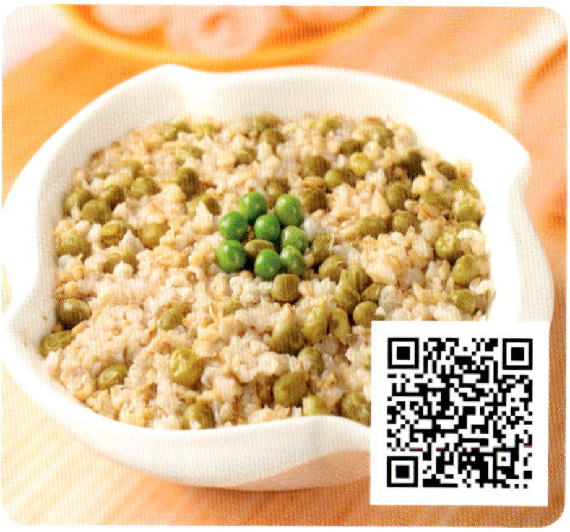

|材料| 糙米90克，燕麦80克，荞麦80克，豌豆100克

|做法| ①把杂粮倒入碗中，加入清水、豌豆，淘洗干净，倒掉碗中的水，把杂粮和豌豆装入另一个碗中。

②加入清水，放入烧开的蒸锅中，用中火蒸1小时至食材熟透。

③把蒸好的杂粮饭取出即可。

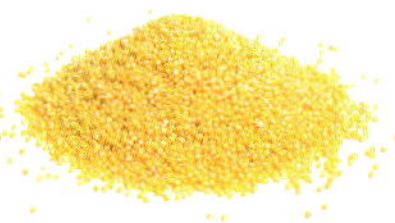

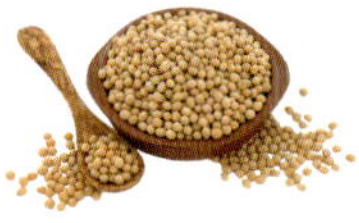

扫扫我，可搜索出小米的27种做法

燕麦

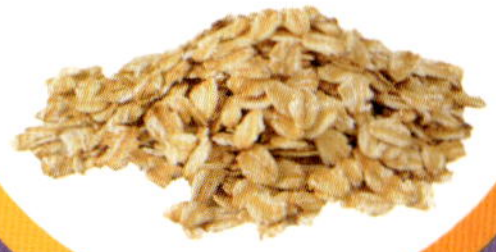

- 热量：1536.2千焦/100克
- 最佳烹饪法：煮、做豆浆

性味归经：性温，味甘；归脾、心经。

食用建议：“三高”人群、糖尿病患者、水肿、便秘、自汗、盗汗者均可常食。

营养功效：燕麦健脾益气、养胃润肠。可增强人的体力、延年益寿。此外，它还可以改善血液循环、缓解生活工作带来的压力。

玉竹燕麦粥

• 促进胃肠蠕动

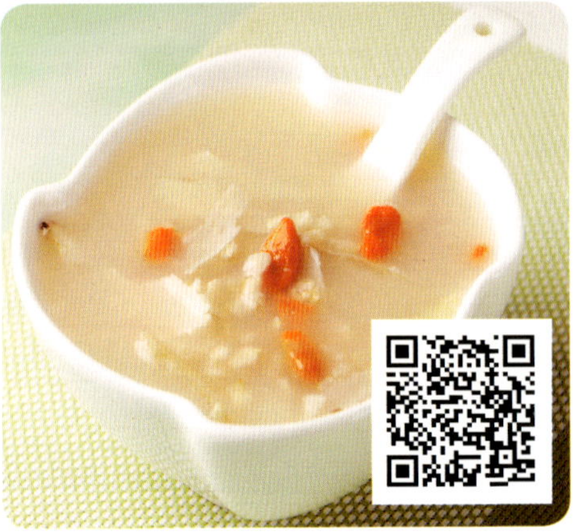

|材料| 燕麦150克，玉竹15克，枸杞8克

|调料| 蜂蜜15毫升

|做法| ①砂锅中注清水烧开，放入燕麦、玉竹、枸杞，拌匀，煮沸后用小火煮至米粒熟透，加入蜂蜜，转中火略煮至其溶化。

②盛出煮好的燕麦粥，装入碗中即成。

扫扫我，可搜索出燕麦的23种做法

板栗燕麦豆浆

• 降糖降脂降压、预防便秘

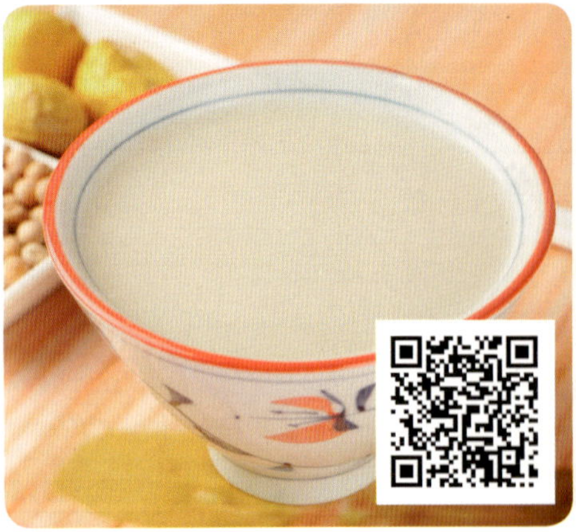

|材料| 水发黄豆50克，板栗肉20克，水发燕麦30克

|调料| 白糖适量

|做法| ①板栗肉切小块。

②把已浸泡8小时的黄豆、洗净的燕麦倒入豆浆机中，加入板栗块，倒水至水位线。盖上豆浆机机头，选择“五谷”程序，打浆15分钟。

③把榨好的豆浆倒入滤网，滤去豆渣，倒入碗中，加入白糖，搅拌均匀至其溶化即可。

黑米

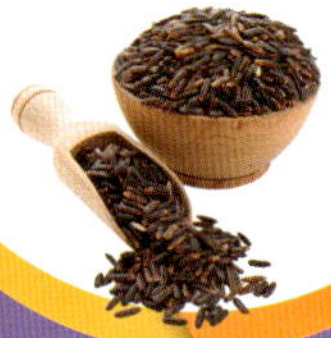

热量：1393.3千焦/100克

最佳烹饪法：煮、焖

性味归经：性平，味甘；归脾、胃经。

食用建议：头昏、眩晕、贫血、白发、眼疾、咳嗽等患者及产妇可常食。

营养功效：黑米可健脾开胃、补肝明目、滋阴补肾，是抗衰美容、防病强身的滋补佳品。富含B族维生素、蛋白质等，对于脱发、白发、贫血、流感、气管炎患者都有保健作用。

柠檬花生黑米粥

• 抗衰美容、益气补血

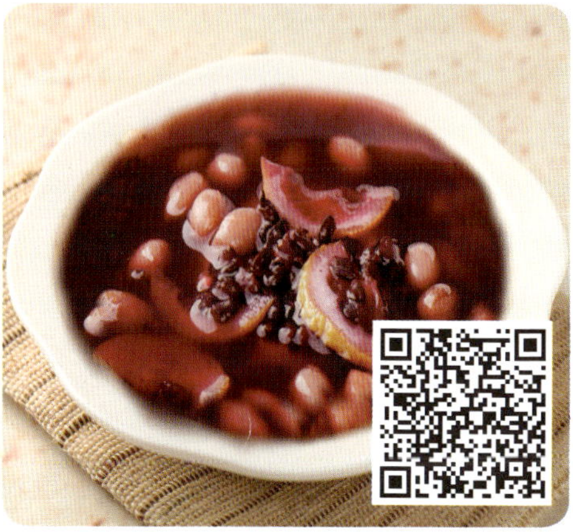

|材料| 熟黑米60克，花生50克，柠檬40克

|调料| 冰糖30克

|做法| ①柠檬切片。

②锅中倒水，放入洗好的花生，盖上锅盖，将水烧开，转小火煮约10分钟至花生熟软。揭盖，将熟黑米倒入锅中，用小火煮约30分钟至食材熟烂。加冰糖、柠檬，轻轻搅匀，煮至冰糖完全溶化。

③将煮好的粥盛出，装入碗中即可。

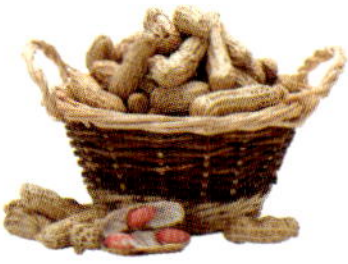

黑米杂粮饭

• 益气强身、补肝明目

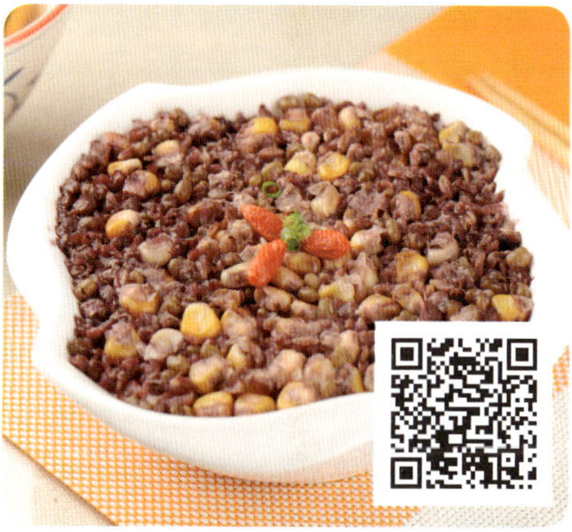

|材料| 黑米、荞麦、绿豆各50克，燕麦40克，鲜玉米粒90克

|做法| ①把食材放入碗中，加入清水，清洗干净，捞出，装入另一个碗中，倒入清水，将装有食材的碗放入烧开的蒸锅中，用中火蒸40分钟至熟透，取出。

②放上熟枸杞点缀，放凉即可。

扫扫我，可搜索出黑米的18种做法

薏米

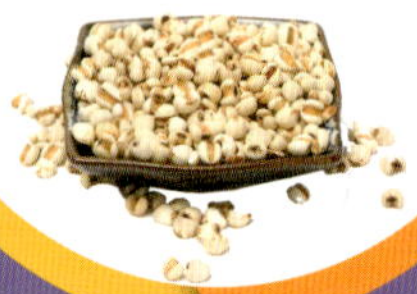

热量：1493.7千卡/100克

最佳烹饪法：煮、炖

性味归经：性凉，味甘、淡；归脾、胃经。

食用建议：泄泻、湿痹、水肿、肠痈、肺痈、淋浊、慢性肠炎、阑尾炎、风湿性关节痛、尿路感染、白带过多、癌症患者可常食。

营养功效：利水渗湿、抗癌、解热、镇痛、健脾止泻、除痹、排脓、美容健肤。入药治疗水肿、脚气、脾虚泄泻、肺痈、肠痈等。

玫瑰薏米粥

• 解热、除烦、镇痛

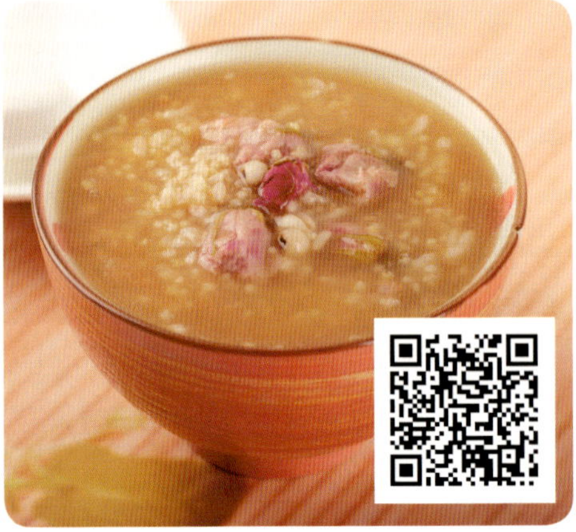

|材料| 水发大米90克，水发薏米、水发小米各80克，红糖50克，玫瑰花6克

|做法| ①砂锅中注清水烧开，放入玫瑰花、大米、薏米、小米，拌匀，使米粒散开，烧开后用小火煮至食材熟透，倒入红糖，搅匀，转中火煮至糖分完全溶于米粥中。

②将煮好的米粥盛出，装入碗中即可。

扫扫我，可搜索出薏米的38种做法

薏米白果粥

• 利水渗湿、除痹排脓

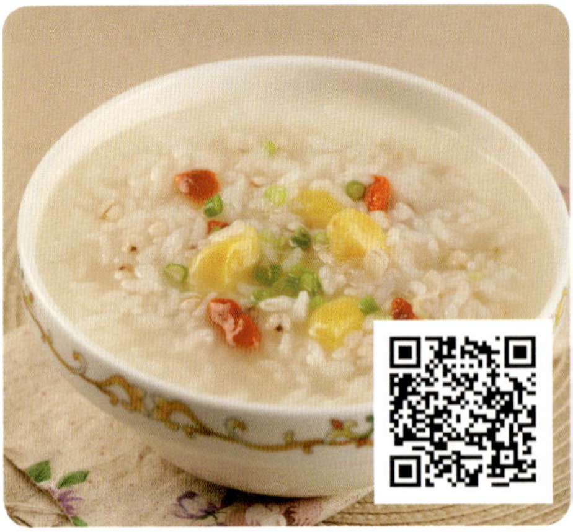

|材料| 水发薏米40克，大米130克，白果50克，枸杞3克，葱花少许

|调料| 盐2克

|做法| ①砂锅中倒清水，大火烧开，放入薏米、大米、白果，拌匀，大火烧开后转小火煮30分钟，至米粒熟软，搅拌片刻，放入枸杞、盐，拌匀，至食材入味。

②将煮好的粥盛出，装入碗中，放上葱花即可。

绿豆

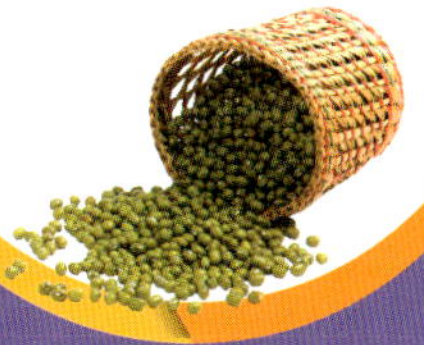

热量：1322.7千焦/100克

最佳烹饪法：煮、炖、做豆浆

性味归经：性凉，味甘；归心、胃经。

食用建议：有疮疖痈肿、丹毒等热毒所致的皮肤感染及高血压病、水肿、红眼病等病症患者可常食。

营养功效：降压降脂、调和五脏、清热解毒、消暑止渴、利水消肿。绿豆还能够防治脱发、使骨骼和牙齿坚硬、帮助血液凝固。

马蹄绿豆汤

• 清热解毒、益气消暑

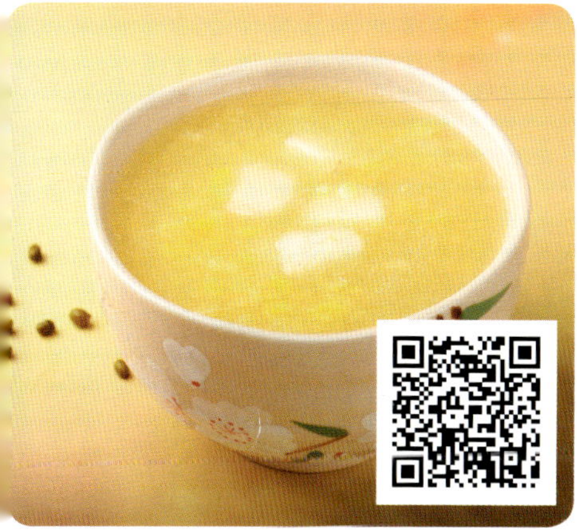

|材料| 马蹄100克，去皮绿豆120克

|调料| 冰糖30克

|做法| ①马蹄切成小块，备用。

②砂锅中注清水烧开，倒入绿豆，烧开后用小火煮30分钟，加入马蹄，续煮至食材熟透，倒入冰糖，拌匀，煮至冰糖完全溶化。

③将煮好的甜汤盛出，装入碗中即可。

绿豆薏米饭

• 利水消肿、降压降脂

|材料| 水发绿豆30克，水发薏米30克，水发糙米50克

|做法| ①将食材装入碗中，倒入水，备用。

②将装有食材的碗放入烧开的蒸锅中，用中火蒸40分钟，至食材完全熟透。

③把蒸好的绿豆薏米饭取出即可。

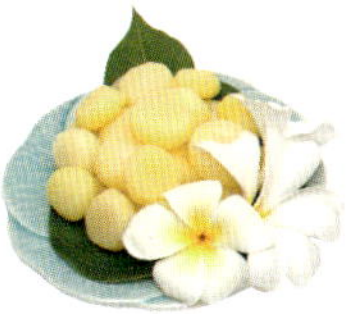

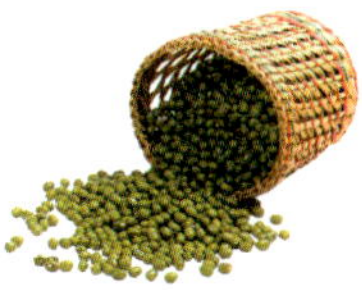

扫扫我，可搜索出绿豆的25种做法

黄豆

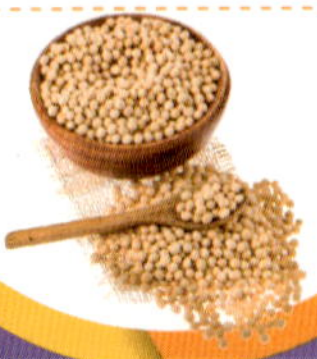

热量：1502.7千焦/100克

最佳烹饪法：炒

性味归经：性平，味甘；归脾、大肠经。

食用建议：动脉硬化、高血压、冠心病、高血脂、糖尿病、气血不足、营养不良、癌症等病患者可常食。

营养功效：健脾益气、补血、降低胆固醇、抗癌。黄豆中富含的有机盐对缺铁性贫血有益，能促进酶的催化、激素分泌和新陈代谢。

芹菜炒黄豆

• 降低胆固醇

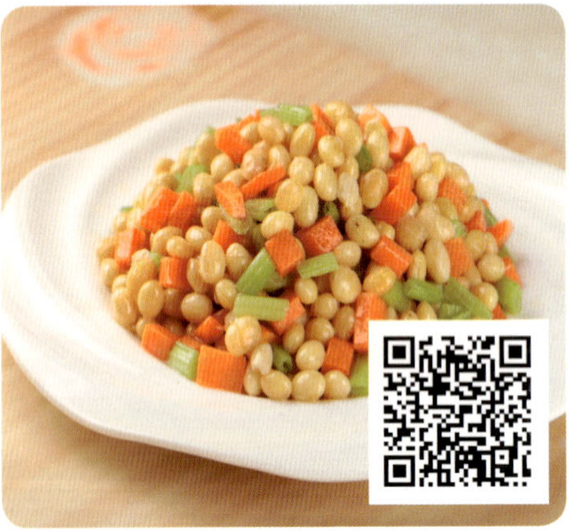

|材料| 熟黄豆220克，芹菜梗80克，胡萝卜30克

|调料| 盐3克，食用油适量

|做法| ①芹菜梗切小段，胡萝卜切丁，锅中注水烧开，加盐、胡萝卜丁，煮至其断生后捞出，沥干水分，待用。

②起油锅，倒芹菜，翻炒至芹菜梗变软，倒胡萝卜丁、熟黄豆、盐炒匀。

③将炒好的食材盛出，装入盘中即可。

扫扫我，可搜索出黄豆的32种做法

茭白烧黄豆

• 健脾益气、补血

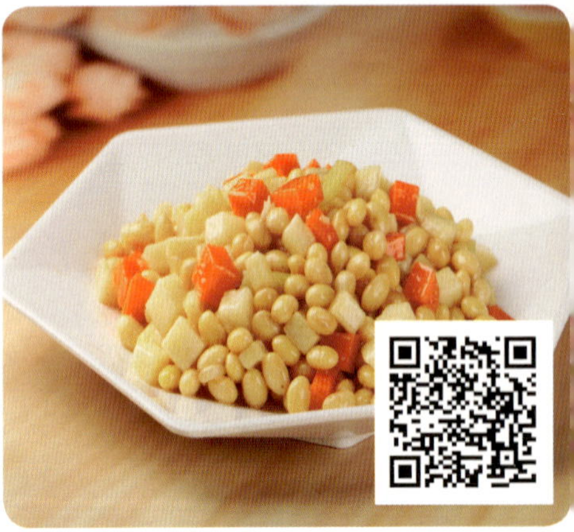

|材料| 茭白180克，彩椒45克，水发黄豆200克，蒜末、葱花各少许

|调料| 盐3克，鸡粉3克，蚝油10克，水淀粉4毫升，芝麻油2毫升，食用油适量

|做法| ①茭白切丁，彩椒切丁，锅中清水烧开，放入盐、鸡粉、食用油、茭白、彩椒、黄豆，拌匀，煮1分钟至断生，捞出，待用。

②锅中注油烧热，加入蒜末、食材、蚝油、鸡粉、盐、清水，大火收汁，淋入水淀粉、芝麻油、葱花，炒匀。

③将炒好的食材盛出，装入盘中即可。

红豆

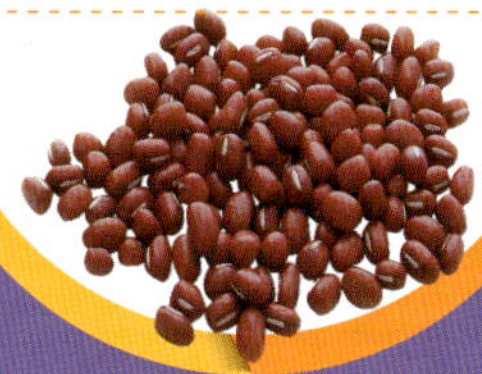

热量：1293.4千焦/100克

最佳烹饪法：煮、炖、煎汤

性味归经：性平、味甘、酸；归心、小肠经。

食用建议：肾脏性水肿、心脏性水肿、肝硬化腹水、营养不良性水肿、产后缺奶、产后水肿、肥胖症者可常食。

营养功效：健脾利水，解毒消痈，消利湿热，润肠通便，降压，降脂，调节血糖。红豆富含叶酸，产妇、乳母多食有催乳的功效。

奶香红豆燕麦饭

• 促进胃肠蠕动

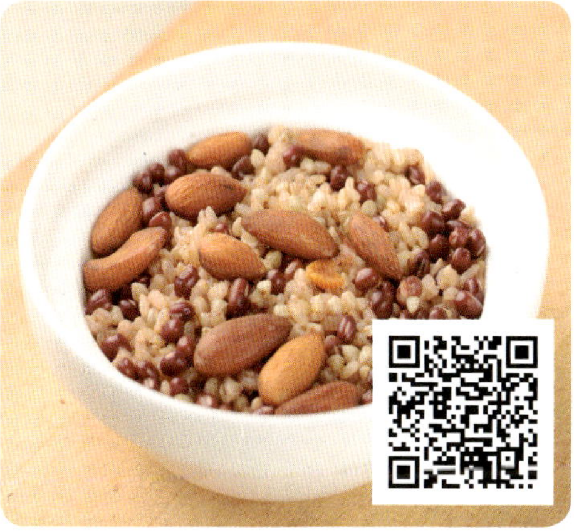

|材料| 红豆50克，燕麦仁50克，糙米50克，巴旦木仁20克，牛奶300毫升

|做法| ①把红豆、燕麦、糙米装入碗中，混合均匀，倒入清水，淘洗干净，加入牛奶、巴旦木仁，将装有食材的碗放入烧开的蒸锅中，用中火蒸40分钟至食材完全熟透。

②把蒸好的红豆燕麦饭取出即可。

黑米红豆粥

• 健脾利水、调节血糖

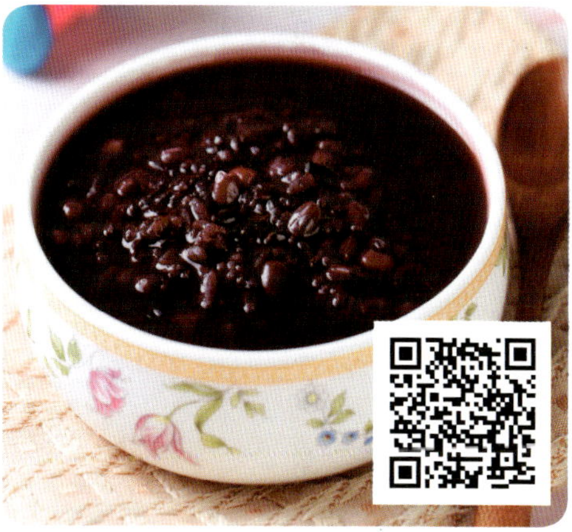

|材料| 水发黑米120克，水发大米150克，水发红豆50克

|做法| ①砂锅中注清水烧开，倒入红豆、黑米、大米，拌匀，烧开后用小火煮约40分钟至食材熟透，搅拌片刻。

②盛出煮好的粥，装入碗中即可。

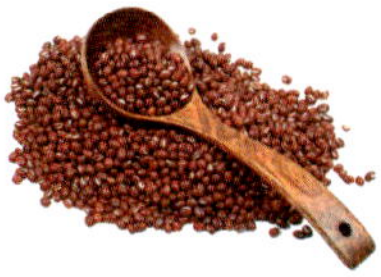

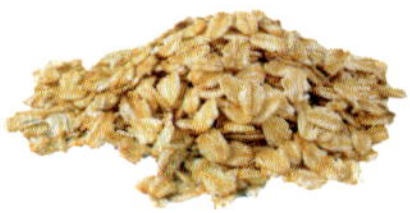

扫扫我，可搜索出红豆的48种做法

黑豆

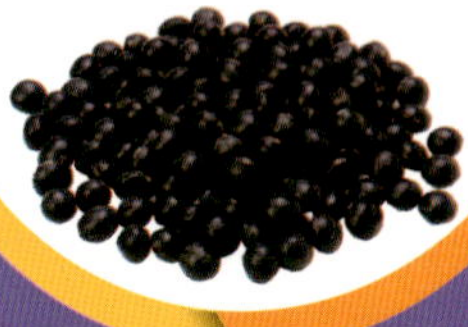

热量：1594.8千焦/100克

最佳烹饪法：煮、炖、做豆浆

性味归经：性平，味甘；归心、肝、肾经。

食用建议：体虚、脾虚水肿、小儿盗汗、热病后出汗、妊娠腰痛、腰膝酸软、老人肾虚耳聋、妇女白带频多、产后脑卒中者可常食。

营养功效：祛风除湿、活血解毒、利尿通淋、明目、促进胃肠蠕动。富含维生素E，能清除体内的自由基，达到养颜美容的目的。

黑豆豆浆

• 利水渗湿、活血解毒

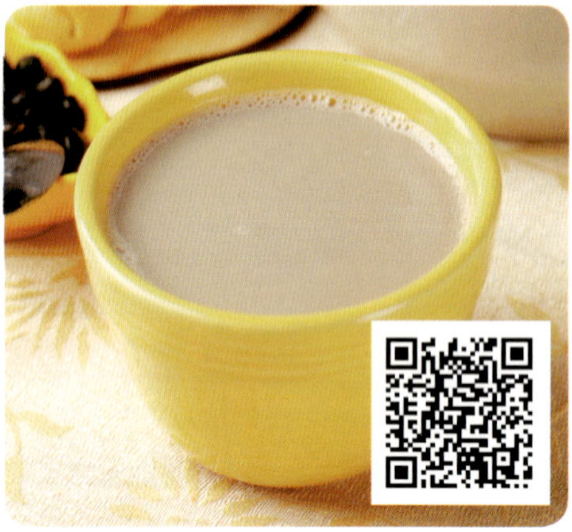

|材料| 水发黑豆100克

|调料| 白糖适量

|做法| ①将已浸泡7小时的黑豆倒入豆浆机中。

②加入适量清水，至水位线即可，开始打浆。转约15分钟，即成豆浆。

③把榨好的豆浆倒入滤网，滤去豆渣，倒入碗中，加入适量白糖，搅拌均匀至其溶化。待稍微放凉后即可饮用。

扫扫我，可搜索出黑豆的18种做法

山药黑豆粥

• 清除体内的自由基

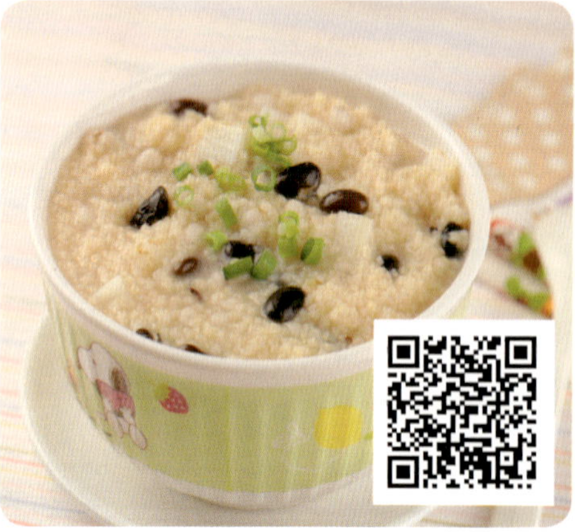

|材料| 小米70克，山药90克，水发黑豆80克，水发薏米45克，葱花少许

|调料| 盐2克

|做法| ①山药切丁。

②锅中注清水，用大火烧开，倒入黑豆、薏米、小米，烧开后用小火煮30分钟，至食材熟软，放入山药，续煮15分钟，至食材熟透，放入盐，拌匀，至其入味。

③将煮好的粥盛出，放上葱花即可。

豆腐

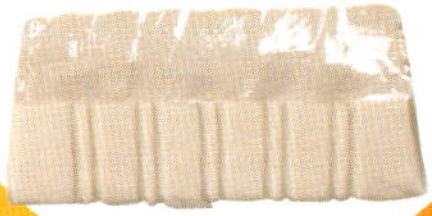

热量：339.1千焦/100克

最佳烹饪法：煮、烧、炖

性味归经：性凉，味甘；归脾、胃、大肠经。

食用建议：心血管疾病、糖尿病、癌症患者可常食。

营养功效：豆腐能益气宽中、生津润燥、清热解毒、抗癌，还可以降低血铅浓度、保护肝脏、促进机体代谢。豆腐中丰富的大豆卵磷脂有益于神经、血管、大脑的生长发育。

虾丁豆腐

• 促进机体新陈代谢

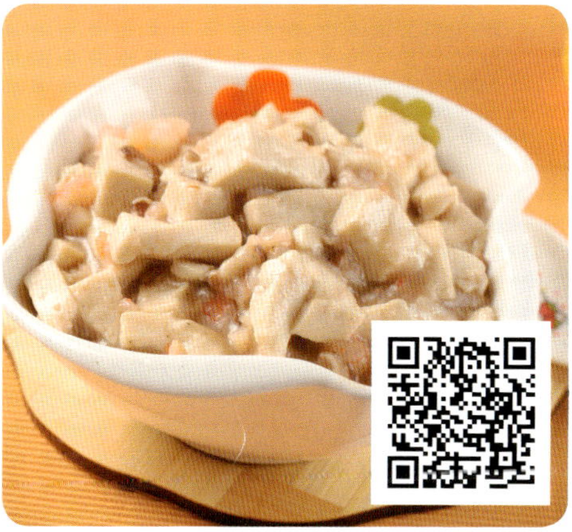

|材料| 虾仁65克，豆腐130克，鲜香菇30克，核桃粉50克

|调料| 盐3克，水淀粉3毫升，食用油适量

|做法| ①豆腐切小块，香菇切粒，虾仁切丁，将虾肉装入碗中，放入盐、水淀粉、食用油，腌渍入味，锅中注水烧开，加入盐、豆腐，煮1分钟，下入香菇，再煮半分钟，捞出，备用。

②用油起锅，倒入虾肉，炒至转色，放入豆腐、香菇、盐、清水、核桃粉，炒匀。

③将炒好的菜肴盛出，装入盘中即可。

菠菜炖豆腐

• 清热解毒、益气宽中

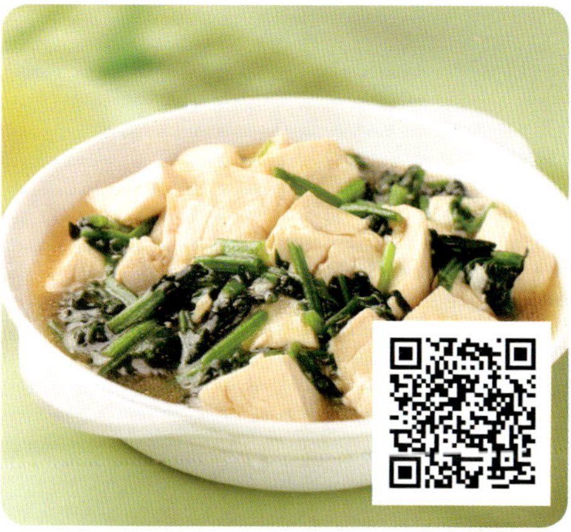

|材料| 豆腐300克，菠菜180克，高汤300毫升，蒜末少许

|调料| 盐2克，鸡粉少许，生抽5毫升，水淀粉、食用油各适量

|做法| ①菠菜切段；豆腐切块，锅内注水烧热，加盐，将豆腐块汆熟捞出。

②起油锅，倒入蒜末、菠菜段翻炒，然后注入高汤、豆腐块、盐、鸡粉、生抽，煮至收汁，倒水淀粉炒至食材熟透即成。

扫扫我，可搜索出豆腐的265种做法

芝麻

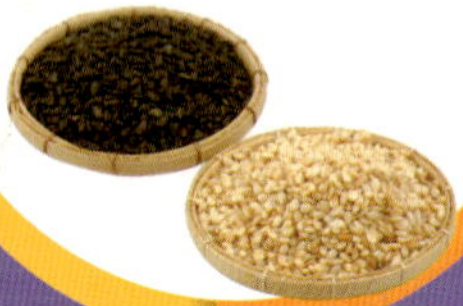

热量：2222.6千焦/100克

最佳烹饪法：煮、拌

性味归经：味甘，性平；入肝、肾、肺经。

食用建议：肝肾不足所致的眩晕视物不清、腰酸腿软、耳鸣耳聋、发枯发落、头发早白、身体虚弱、贫血、老年哮喘者可食用。

营养功效：芝麻甘平油润，可补肝肾，益精血，润燥滑肠，润肤护发，明目通乳；味道香美无毒，可做食疗而久服。

芝麻土豆丝

● 生津润肠、清理肠道

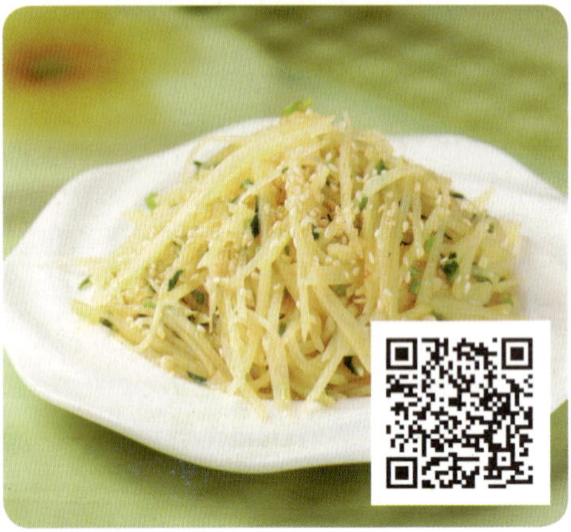

|材料| 土豆180克，香菜20克，熟芝麻15克，蒜末少许

|调料| 盐2克，白糖3克，陈醋8毫升，食用油适量

|做法| ①香菜切末，土豆切细丝，锅中注清水烧开，加入盐、食用油、土豆丝，拌匀，煮至其断生，捞出，待用。

②用油起锅，放入蒜末、土豆丝、陈醋、盐、白糖、香菜末，炒熟即可。

扫扫我，可搜索出芝麻的38种做法

芝麻洋葱拌菠菜

● 润肤护发、明目

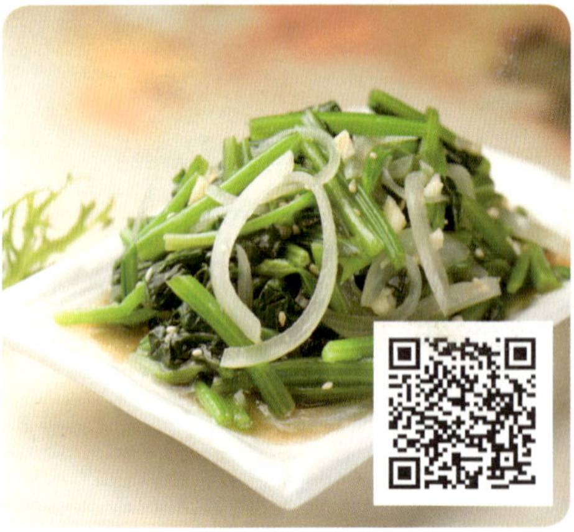

|材料| 菠菜200克，洋葱60克，白芝麻3克，蒜末少许

|调料| 盐2克，白糖3克，生抽4毫升，凉拌醋4毫升，芝麻油3毫升，食用油适量

|做法| ①洋葱切丝，菠菜切段，锅中注清水，放入食用油、菠菜，焯煮半分钟，倒入洋葱丝，再煮半分钟，捞出，备用。

②将菠菜、洋葱装入碗中，加入盐、白糖、生抽、凉拌醋、蒜末，搅拌至入味，淋入芝麻油、白芝麻，拌匀。

③将炒好的食材盛出，装入盘中即可。